Dr. med. dent. Josef Schmidseder

Gesunde und schöne Zähne

Alles über die kosmetische Korrektur von kleineren und größeren Zahndefekten. Inlays, Kronen, Implantate – die Möglichkeiten der modernen Zahntechnik im Überblick

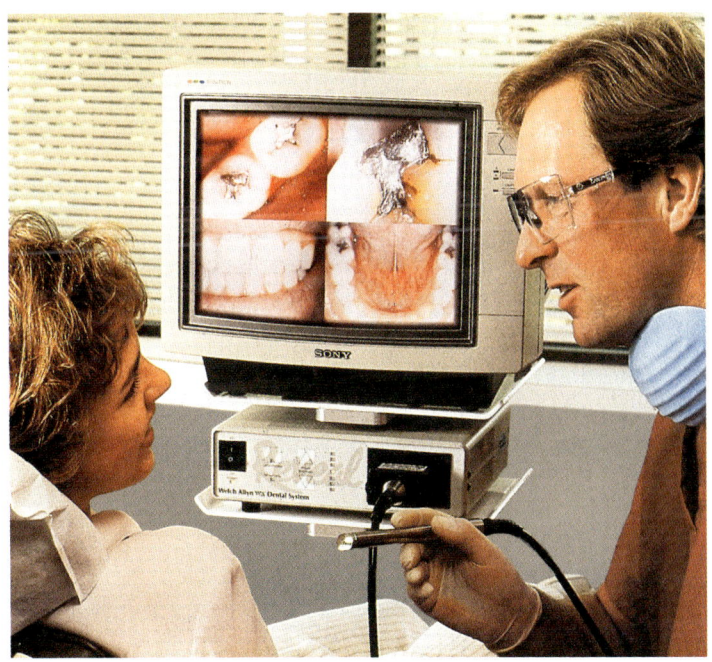

SÜDWEST

Inhalt

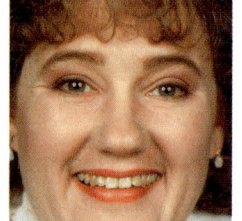
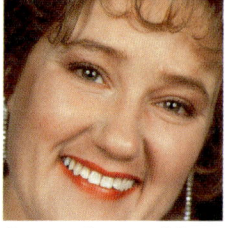

*Altersbedingte Zahnverfärbungen lassen sich
durch eine Bleichbehandlung gut korrigieren.*

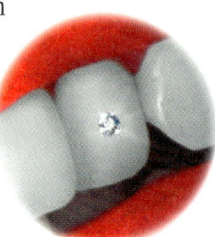

*Funkelnder Glanz: Zahn-
schmuck ist stark im Kommen.*

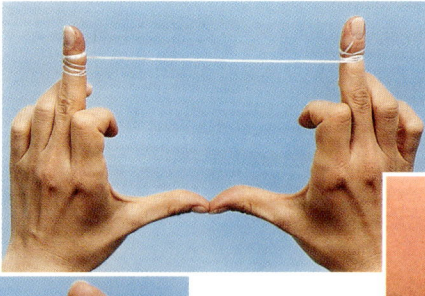

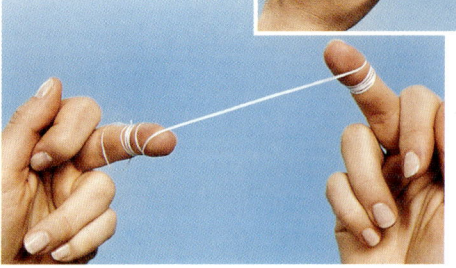

*Flossing: Mit Zahnseide reinigt man die
engen Zahnzwischenräume.*

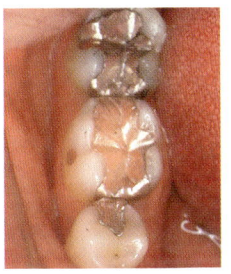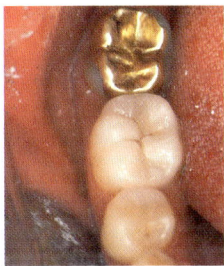

Aus Amalgamfüllungen (links) werden ein Goldonlay, ein Keramikonlay und ein Kunststoffinlay.

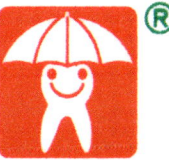

Das Zahnmännchen der »Aktion Zahnfreundlich e.V.« kennzeichnet zahngesunde Produkte.

Smilecare – für schöne Zähne

Nun, wir alle wissen es: »Nobody is perfect.« Nur sehr wenige Glückliche sind nach dem natürlichen Zahnwechsel im Vorschulalter noch über Jahrzehnte hinweg mit einem gesunden ebenmäßigen Gebiss gesegnet. Ein offenes Lächeln und freies Lachen aber sind im heutigen gesellschaftlichen Miteinander (stark geprägt von den Eindrücken, die uns Werbung und Fernsehen ständig vermitteln) wichtiger denn je. Ein schöner Mund, schöne Zähne, ein gewinnendes Lächeln machen attraktiv. Sie wecken Sympathien, signalisieren Aufgeschlossenheit – schon im Vorfeld jeglicher sprachlichen Kommunikation.

Die ästhetisch-kosmetische Zahnbehandlung wird immer wichtiger. Immer mehr Menschen legen Wert auf die Zahnschönheit. Voraussetzung für gute Ergebnisse ist allerdings die Zahngesundheit.

Der Natur ein Schnippchen schlagen

Viele von uns quälen sich in puncto Zähne mit durchaus berechtigten Selbstzweifeln. Ganz abgesehen von altersbedingter Patina, die unabhängig von der Lebensführung kommt, verfärben vor allem Tabak-, Kaffee-, Tee- und Alkoholgenuss bekanntlich über kurz oder lang den Zahnschmelz erheblich und beeinträchtigen die Wirkung des einst so strahlenden Lachens. Ist der Zahn ansonsten gesund, ist diesen Schönheitsfehlern leicht beizukommen – auch dann, wenn moderne Weißmacher-Zahnpasten den Makel nicht mehr beheben können.

Für den Laien schicksalhaft und irreparabel waren noch bis vor kurzer Zeit andere Defekte, z. B. wenn sich das Zahnfleisch krankhaft zurückgebildet hatte und hässliche, empfindliche Zahnhälse freigab. Oder das Zahnfleisch war schon immer viel zu lang und reichlich vorhanden und ließ die Zähne kurz und stummelig wirken. Gummysmile nennen es die Amerikaner, wenn man beim Lächeln zu viel Zahnfleisch sieht. Auch hier kann man heute etwas tun.

Oft sind die Zähne von Natur aus sehr unregelmäßig, oder Stücke der natürlichen Zahnkrone sind durch äußere, gewaltsame Einwirkungen,

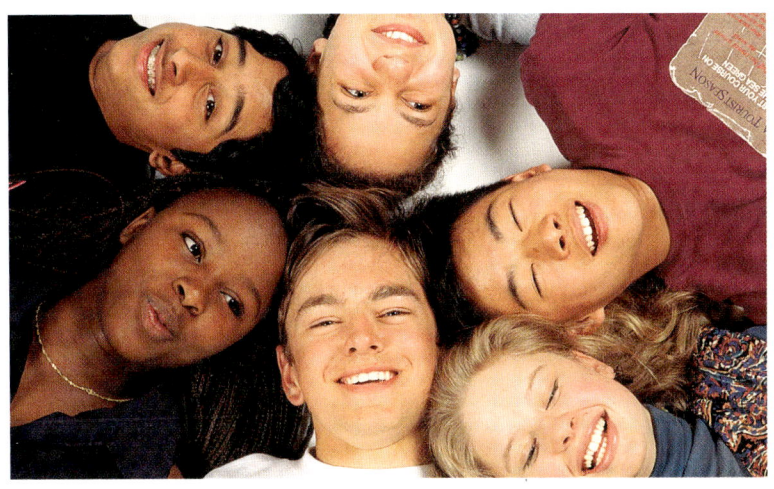

Sie haben gut lachen: Die verbesserte Zahnvorsorge bei Kindern und Jugendlichen wird im Erwachsenenalter zu gesünderen und schöneren Zähnen führen, als dies heute der Fall ist.

einen Unfall etwa, abgebrochen. Oder angeborene Zahnfehlstellungen beeinträchtigen das eigentlich hübsche Gesicht. All dies kann man heute beheben. So erweist man nicht nur seinem Äußeren, sondern auch seiner Gesundheit einen großen Dienst – vom positiven psychischen Effekt für den »neuen« Menschen nach einer solchen Behandlung gar nicht zu reden. Ästhetische Zahnmedizin macht heute sehr viel möglich, was zu mehr Selbstbewusstsein und Lebensfreude führt.

Zahnbehandlung der Zukunft

Auch wenn noch nicht jeder Zahnarzt alle Möglichkeiten ausschöpft – die Zahl derer, die die ästhetischen Belange in der Zahnmedizin berücksichtigen, ist im Steigen begriffen. Falls Ihr Zahnarzt Ihnen nicht weiterhelfen kann, können Sie beispielsweise im Internet unter »www.smilecare.de« eine Reihe von Zahnärzten abrufen, die das in diesem Buch aufgezeigte Tätigkeitsspektrum anbieten und die Sie beraten können.

Erkennen Sie Ihr ganz persönliches Zahnproblem – in diesem Buch finden Sie mit Sicherheit den Weg zur Lösung.

Dr. med. dent. Josef Schmidseder

Eine gute Vorsorge führt heutzutage vor allem bei jüngeren Menschen zu gesünderen Zähnen. Und was die Natur dennoch etwas vernachlässigt hat, kann mit immer ausgeklügelteren Methoden und Techniken »repariert« werden.

Gesund ist schön

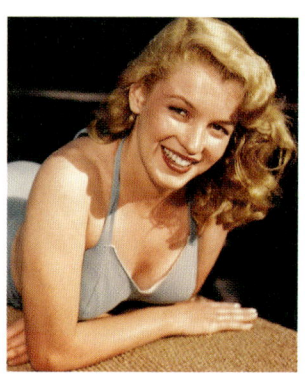

Marilyn Monroe war einer der ersten Hollywood-stars, der Veneers trug, Keramikverblendungen der Frontzähne.

Ein attraktives Lächeln, schöne Zähne und reiner Atem sind heute ganz wesentliche Sympathieträger der persönlichen Ausstrahlung. Sie rangieren in der Werte- und Imageskala noch vor moderner und teurer Kleidung, Luxusaccessoires oder gar dem Auto. Und: Heute kann jeder schöne Zähne haben. Denn spektakulär war die Entwicklung der ästhetischen Zahnmedizin der letzten 15 Jahre. Es ist beruhigend, was dank medizinischen Fortschritts und moderner Zahntechnik heute möglich ist. Das war nicht immer so.

Warum so traurig, Mona Lisa?

Ist es Ihnen nicht auch schon aufgefallen? Sie hatten scheinbar nicht viel zu lachen, die Mächtigen und Schönen der vergangenen Jahrhunderte. Ein »geheimnisvolles Lächeln«, wie es uns die sagenumwobene unbekannte Florentinerin Leonardos schenkte, war das höchste der Gefühle. Dabei waren das doch durchaus feudale und sinnenfrohe Zeiten – zumindest für die damalige Highsociety, und nur von dieser sind uns ja überhaupt Porträts erhalten. Ob es sich um eine Ahnengalerie oder eine Gemäldesammlung der Schönen und Koketten handelt: Kein »Cheese«-Lächeln weit und breit. Die Meister der Leinwand hatten da so ihre Mühe, wenigstens noch ein wenig Positives in die Ausstrahlung der Augen zu zaubern.

Bis zur Mitte des 18. Jahrhunderts bestanden künstliche Zähne bzw. Zahnprothesen meist aus Tierknochen oder Elfenbein. Erst mit der Erfindung des Porzellans erfolgte eine Weiterentwicklung.

Nur für Brei geeignet

Man ahnt: Wer so konsequent seine Lippen verschlossen hält, hat wohl was zu verbergen. Und in der Tat waren es die Zähne, die man nicht unbedingt der Gesellschaft und Nachwelt präsentieren wollte. Die Haute Cuisine verdankt diesem Mangel übrigens ihre Erfindung: Das Ziel war »Softfood« für die Reichen, die sehr wohl genießen, aber

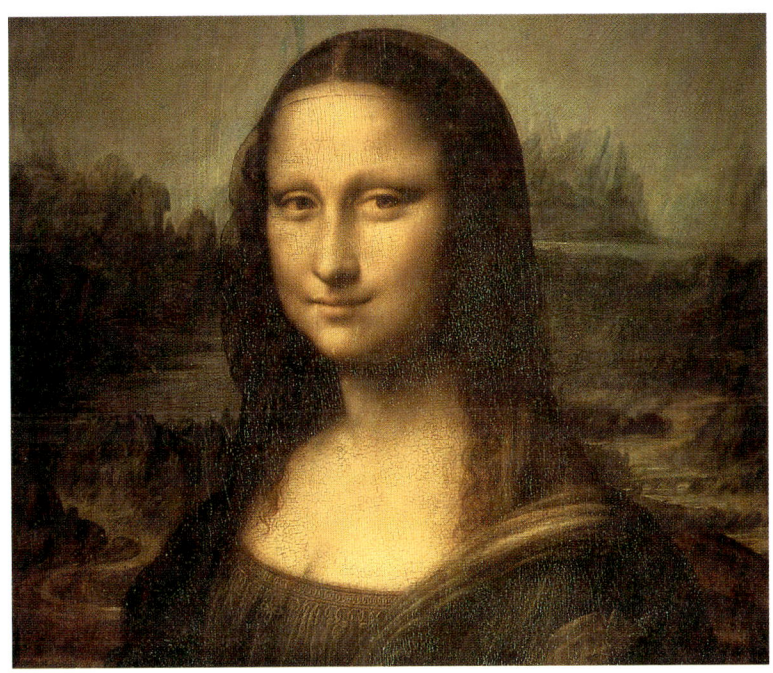

Geheimnisvolles Lächeln: Vielleicht wollte Mona Lisa nur nicht ihre Zähne zeigen.

wenig beißen und kauen wollten. Denn mangelhafte oder völlig fehlende Mundhygiene führten gerade in den gehobenen Ständen schon in jugendlichem Alter zu Ruinenlandschaften im Mund. Ganz abgesehen vom damaligen Unvermögen, Zahnfehlstellungen zu korrigieren. Nebenprodukt einer mangelnden Mundhygiene ist aber auch ein unangenehmer Mundgeruch. Dafür musste damals (nicht nur bei den Damen) der Fächer herhalten und das Odeur möglichst dezent verteilen; sonst wäre der Zuhörer vermutlich schnell erbleicht und hätte die Flucht ergriffen.

Auch die Bemühungen um Zahnersatz um jeden Preis sind uralt, wie Gräberfunde belegen. Es ist bekannt, dass arme Menschen zu Beginn der Neuzeit ihre gesunden Zähne an so genannte Bader verkauften, die sie dann zu mehr oder weniger untauglichen Prothesen verarbeiteten. Diese »Dritten« waren aber allenfalls zu einem zaghaften Lächeln, niemals zum Kauen geeignet. In der Regel verschwanden derartige Blender während des Essens dezent in der Rocktasche.

Einer der bekanntesten Träger eines frühen Prothesenungetüms war der erste Präsident der USA, George Washington. Seine Prothese bestand aus Flusspferdbein mit acht echten Frontzähnen im Unterkiefer. Daher rührt wohl auch sein etwas verkniffenes Lächeln, das man noch heute auf der Eindollarnote bewundern kann.

Die heutige Zahnmedizin kann vieles korrigieren. Damit schöne Zähne und ein attraktiv lachender Mund aber nicht nur optischen Ansprüchen genügen, sondern auch Bestandteil allgemeiner gesunder Physis sind, muss die Basis stimmen: Der gesunde Zahn und gesundes Zahnfleisch sind Voraussetzung jeder sinnvollen Indikation ästhetischer Zahnmedizin.

Der gesunde Zahn und Zahnhalteapparat

Jeder Zahn besteht aus Schmelz, Dentin (Zahnbein) und Pulpa (Zahnmark oder »Nerv«).

▶ Der Zahnschmelz als sichtbarer Teil der Zahnkrone ist die härteste Substanz des menschlichen Körpers. Er ist weiß und etwas lichtdurchlässig. An der stärksten Stelle misst er etwa vier Millimeter.

▶ Darunter liegt das weniger harte Dentin, das im Gegensatz zum Schmelz ein lebendes Gewebe und von feinsten Kanälchen durchzogen ist. Es ist ebenfalls sehr hell, aber etwas weniger lichtdurchlässig als der Zahnschmelz.

▶ Im Innersten des Zahnbeins befindet sich eine Höhlung, deren Verlängerung in der Wurzel verläuft und als Wurzelkanal bezeichnet wird: Darin liegt die Pulpa, das Zahnmark, ein gut durchblutetes und von feinen Nervensträngen durchzogenes Weichgewebe – im allgemeinen Sprachgebrauch Nerv genannt.

Nun liegt der Zahn natürlich nicht einfach lose in seinem Knochenfach (Alveole). Ein elastisches System von Fasern, den so genannten Sharpey-Fasern, sorgt für die Verbindung zwischen Wurzelzement und der Knochenhaut des Zahnfachs (Periost). An diesen Fasern ist der Zahn gewissermaßen aufgehängt; er kann so auf Einwirkungen wie Druck oder Zug reagieren. Sharpey-Fasern, Wurzelzement, Periost und Knochenfach bilden zusammen mit dem Zahnfleisch den Zahnhalteapparat (Parodontium).

Der gesunde Zahn ist insgesamt hell. An Stellen, wo das Licht durchdringen kann, also z. B. an den Ecken der Schneidezähne, wirkt er etwas opaleszent, während er an den dickeren Stellen rein hell aussieht.

Die Zähne besitzen die robusteste Substanz des Körpers. Chemisch gesehen hat das Zahngewebe seine Stabilität vor allem von den Mineralstoffen und Spurenelementen Kalzium, Phosphor, Magnesium und Fluor. Fehlen diese Stoffe, werden die Zähne brüchig.

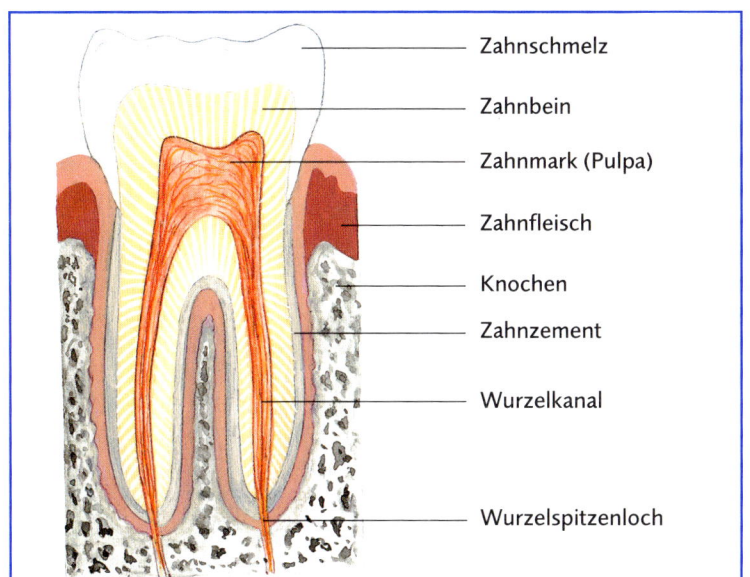

Zahnschmelz

Zahnbein

Zahnmark (Pulpa)

Zahnfleisch

Knochen

Zahnzement

Wurzelkanal

Wurzelspitzenloch

Zähne bestehen aus Zahnschmelz, Zahnbein und Zahnmark und sind kunstvoll in den Kiefer eingebettet.

Stirbt der »Nerv« des Zahns ab, wird das Zahnbein nicht mehr versorgt und verfärbt sich mit der Zeit grau. Da der Zahnschmelz durchscheinend ist, wirkt ein abgestorbener Zahn dann dunkel.

Die Zahnoberfläche ist meist nicht absolut ebenmäßig, sondern von leichten Unebenheiten gekennzeichnet. Da unsere Vorstellung von Ästhetik sich von dem perfekten natürlichen Anblick ableitet, wirken völlig ebenmäßige Zähne oft weniger schön als Zähne mit klitzekleinen Unregelmäßigkeiten. Die Kunst der ästhetischen Zahnmedizin ist es, diesen perfekten natürlichen Eindruck wiederherzustellen, und nicht, durch und durch gleichmäßige Standardzähne zu schaffen.

Das gesunde Zahnfleisch

Das Zahnfleisch (Gingiva) umschließt den Zahnhals, also den Bereich zwischen Zahnkrone und Zahnwurzel, wie eine Manschette und hat sowohl eine Schutz- als auch eine Haltefunktion. Zwischen den Zahnkronen benachbarter Zähne bildet das Zahnfleisch einen kleinen spit-

Die Zähne sind nicht allein fürs Kauen zuständig; sie prägen darüber hinaus auch die Gesichtsform und sind für eine klare Aussprache wichtig.

zen Hügel, die Papille. Nahe am Zahn ist ein kleiner Wulst, der einige Millimeter über den Kronenrand hinaufreicht, der Zahnkrone jedoch nicht direkt anliegt. Dazwischen befindet sich eine kleine Furche (Sulkus), die in gesundem Zustand ein bis zwei Millimeter tief ist.

Gesundes Zahnfleisch ist rosa, hat eine getüpfelte, glänzende Oberfläche und blutet nicht bei geringfügigen Fremdeinwirkungen (Zahnbürste, Zahnstocher). Abgesehen von der natürlichen und wichtigen Keimflora der Mundhöhle, sind bakteriologische Tests ohne Befund.

Am Anfang steht der Zahnbelag – darüber sind sich alle Forscher einig. Eine umfassende Mundhygiene und gesunde Ernährung können viele Zahnschäden verhüten. Wird der Belag nicht gewissenhaft entfernt, greift er erst den Zahnschmelz an und setzt dann sein Zerstörungswerk bis ins Innere der Zähne fort.

Zahnkiller Karies und Parodontitis

Karies ist eine äußerst komplexe Infektionskrankheit. Insbesondere zuckerhaltige Nahrung und Getränke haben die normalerweise perfekte natürliche Balance des Biotops Mundhöhle erheblich gestört. Ansonsten natürliche Mikroorganismen entwickeln eine gefährliche Aktivität, wenn sie Zucker verarbeiten. Sie vermehren sich blitzartig, bilden eine zähklebrige Masse (Plaque) auf den Zähnen und produzieren bei ihrem Stoffwechsel eine aggressive Säure. Von ihr werden zunächst die härteste Substanz des Körpers, der Zahnschmelz, und dann das empfindliche Zahnbein angegriffen und zerstört. Normalerweise ist der Speichel ein natürlicher Schutz gegen diese Säure. Doch bei den heutigen Ernährungsgewohnheiten reicht er nicht mehr aus.

Speicheldiagnostik

Durch eine unkomplizierte Speicheldiagnostik kann das fast bei jedem Menschen unterschiedliche Kariesrisiko festgestellt werden – und zwar noch bevor Zahnschädigungen auftreten. Mit Hilfe einer Art Abstrich und nachfolgenden bakteriologischen Analysen des entnommenen Speichels wird die Anzahl der beiden Karies verursachenden Mikroorganismen (Streptococcus-mutans-Bakterien und Laktobazillen) pro Milliliter Speichel bestimmt. Dies bedeutet: Karies kann und muss im Zuge der Mundhöhlen-Gesamtsanierung (siehe auch Seite 38ff. und 88f.) unbedingt ursächlich behandelt werden.

Selbsttest – welcher Mundhygienetyp bin ich?

	Typ A	Typ B	Typ C
Wie viele Füllungen haben Sie?	Bis zu fünf	Bis zu fünf	Mehr als fünf
Wann wurde die letzte Füllung eingesetzt?	Vor mehr als fünf Jahren	Vor mehr als drei Jahren	Beim letzten Zahnarztbesuch
Hat Ihr Zahnarzt bereits einmal Parodontitis bei Ihnen diagnostiziert?	Nein	Nein	Ja
Wie oft putzen Sie Ihre Zähne am Tag?	Nach jedem Essen	Zweimal am Tag	Höchstens einmal am Tag
Blutet Ihr Zahnfleisch beim Zähneputzen?	Nie	Nein	Häufig
Haben Sie schon einmal Ihr persönliches Karies- oder Parodontitisrisiko bestimmen lassen?	Ja	Weiß nicht	Nein
Ist Ihr Zahnfleisch an einigen Stellen zurückgegangen?	Ja	Nein	Ja
Haben Sie keilförmige Defekte im Zahnfleisch?	Ja	Nein	Nein

▶ Ergebnis

Typ A Sie tun des Guten zu viel. Ihr Zahnfleisch leidet bereits unter dem zu häufigen oder zu heftigen Zähneputzen. Zweimal am Tag Zähneputzen ist das richtige Maß. Steigen Sie auf eine elektrische Zahnbürste um: Sie verhindert, dass Sie mit zu viel Druck putzen.

Typ B Das sieht sehr gut aus. Ihre Mundhygiene ist in Ordnung. Machen Sie weiter so, lassen Sie nicht locker – Ihre Zähne und Ihr Zahnfleisch werden es Ihnen danken.

Typ C Ihre Mundhygiene lässt leider zu wünschen übrig. Zweimal am Tag muss es schon sein, und bitte auch richtig. Fällt Ihnen die richtige Technik schwer, ist Ihnen das Selbstputzen zu viel, dann greifen Sie zur elektrischen Zahnbürste, aber bitte regelmäßig – um Ihrer Zähne und Ihres Zahnfleischs willen.

Alles über die Mundhygiene zu Hause

Das A und O für schöne Zähne ist die gründliche Zahnreinigung zu Hause. Angeblich tut es jeder, aber wie die Zahl der von Zahn- und Zahnfleischkrankheiten Betroffenen belegt, tun es offensichtlich zu wenig Menschen richtig. Dabei genügen täglich schon sechs Minuten Aufmerksamkeit, um Zähne und Zahnfleisch gesund und schön zu erhalten.

Manche Menschen entwickeln so starke Beläge, dass das normale Putzen nicht ausreicht. In diesen Fällen ist öfter eine professionelle Mundhygiene angesagt (siehe dazu Seite 38ff.).

Die richtige Zahnbürste

Die statistischen Angaben sind erschütternd: Der jährliche Zahnbürstenverbrauch in Deutschland liegt bei 1,8 Stück pro Person, d. h., jeder Bundesbürger wechselt seine Zahnbürste nach frühestens sechs Monaten. Entweder befinden sich in Deutschlands Badezimmern lauter handfegerartig abgenutzte Zahnbürsten, oder die Borsten sind noch gerade aufgrund mangelnder Benutzung.

Dabei ist und bleibt die Zahnbürste das wichtigste Instrument zur Zahnreinigung. An ihr führt kein Weg vorbei. (Die Eigenschaften einer optimalen Zahnbürste sind in der nebenstehenden Tabelle aufgeführt.)

Keine Rolle spielt es, ob die Borsten gleich oder verschieden lang sind. Bei guter Putztechnik sind die Ergebnisse die gleichen. Die Borsten sollten lediglich nicht zu hart, aber auch nicht zu weich sein. Empfehlenswerte Zahnbürsten sind u. a.:

▶ Oral-B Cross Action®
▶ Colgate Total®
▶ sensodyne Swing Switch®
▶ aronal Compact Öko-Dent®

Den Bakterien keine Chance

Auch die Pflegehilfe Zahnbürste will gepflegt sein. Grundregel Nummer eins ist es, den Bürstenkopf nach dem Zähneputzen gut auszuspülen. Oft verfangen sich Speisereste zwischen den Borsten, Bakterien sitzen in jeder Ritze. Das gründliche Ausspülen vermag zumindest einen Teil davon zu entfernen. Den Rest erledigt das Trocknen. Bakterien fühlen sich am wohlsten in feuchter, warmer Umgebung. Optimal

Eigenschaften einer optimalen Zahnbürste

Bürstentyp	Eigenschaften
Kurzer Bürstenkopf	Mit einem großen Kopf kommt man an die unzugänglicheren Stellen der Zähne nicht heran.
Borsten aus Kunststoff	Auch bei großer Liebe zu natürlichen Materialien: Auf Naturborsten sollte man verzichten. Sie haben eine Röhre in ihrem Inneren, welche der ideale Ansiedlungsort für Keime ist. Schon nach wenigen Tagen verwandeln sich die Naturborsten in die größten Bakterienschleudern.
Multitufted (vielbüschelige) Borstenbündel	Vielborstenbürsten bürsten besser als Wenigborstenbürsten.
Abgerundete Borstenenden	Borsten, die nicht abgerundet sind, »kratzen« unerwünscht stark an Zahnschmelz und Zahnfleisch.
Nicht zu weiche, aber auch nicht zu harte Borsten	Zu weiche Borsten biegen sich eher um, als dass sie unerwünschte Beläge wegwischen. Zu harte Borsten »kratzen« unerwünscht stark an Zahnschmelz und Zahnfleisch. Gerade bei freiliegenden Zahnhälsen ist die Gefahr groß, dass man nicht nur die Beläge, sondern auch den Zahn abträgt. Das Gleiche gilt, wenn bereits »Putzschäden« am Zahnfleisch vorliegen, d. h. sich bereits keilförmige Kerben gebildet haben. Das rührt von falscher Putztechnik her. Harte Borsten verstärken diesen Effekt noch.
Möglichst ritzenfreier Bürstenkopf	Jede Ritze ist ein Bakterienbrutplatz. Sind die Borsten mit einem Metallplättchen am Boden festgeklemmt, entsteht ein Hohlraum, in dem sich besonders gut Bakterien sammeln können.
Griffiger Stiel	Für die Dreh- und Wischbewegungen beim Zähneputzen sollte die Zahnbürste gut in der Hand liegen.

▶ Bitte bedenken Sie: Auch die beste Zahnbürste nutzt sich relativ schnell ab. Nach sechs bis acht Wochen ist die Funktion jeder Zahnbürste nicht mehr optimal – im Gegenteil: Die Bürste wischt nicht mehr richtig, und die abgebogenen Borsten können sogar das Zahnfleisch verletzen. Bitte greifen Sie dann unbedingt zu einer neuen Zahnbürste. Übrigens: Es gibt mittlerweile Zahnbürsten, die ihr Ende farblich anzeigen.

ist, die Zahnbürste mit Kopf nach oben zum Trocknen aufzustellen. Kopf nach unten im Zahnputzbecher dagegen gibt den Bakterien eher Gelegenheit zum Gedeihen.

Auch bei bester Pflege ist nach sechs bis acht Wochen die Lebensuhr einer Zahnbürste abgelaufen. Spätestens wenn sich die Borsten zur Seite neigen, können sie nicht mehr effektiv wischen. Dann läuft man Gefahr, mit den abstehenden Stängeln sein Zahnfleisch zu verletzen.

Eine Zahnbürste muss übrigens nicht immer gleich aussehen. Wer Spaß an der Abwechslung hat, kann sich in Fachgeschäften mit den verschiedensten Modellen eindecken. Die Variationsmöglichkeiten gehen über unterschiedliche Farben weit hinaus. Da gibt es die ergonomisch geformte Bürste für Rechts- bzw. Linkshänder. Oder die Bürste mit dem Holzgriff (die auch selbst steht). Oder die Bürste, die rot blinkt, wenn man zu fest aufdrückt. Egal, welches Modell man bevorzugt: Wenn es die Motivation und Ausdauer beim Zähneputzen fördert, ist das Geld für diese besonderen Anschaffungen gut investiert.

> Der Phantasie sind keine Grenzen gesetzt: Es gibt auch Bürsten in Bananenform oder solche mit dem drehbaren Kopf. Alessi-Fans können neben der Bürste auch die passende Dose mit Becher erwerben.

Richtig Zähneputzen

Die beste Zahnbürste kann nichts ausrichten (oder ist sogar gefährlich), wenn die falsche Putztechnik angewendet wird. Wie viel Prozent des Zahnfleischschwunds insgesamt auf »weggeschrubbte« Stellen entfallen, ist nicht bekannt. Der Anteil ist wahrscheinlich nicht gering. So löblich häufiges Zähneputzen ist, es muss auch richtig gemacht werden. Und: Man kann auch des Guten zu viel tun.

Konzentrieren Sie sich

Wer am Morgen beim Zähneputzen schon an den ersten Stress im Büro denkt, der neigt zum rabiaten Schrubben. Das abendliche Zähneputzen fällt oft wegen zunehmender Erschöpfung halbherzig aus. Dabei sind es nur diese zweimal drei Minuten, die man täglich in die Gesundheit seiner Zähne investiert. Diese Minuten sind wichtig. Deshalb sollte man mit der entsprechenden Konzentration an das Zähneputzen herangehen: Denken Sie beim Zähneputzen auch wirklich nur daran. Denken Sie an jeden einzelnen Zahn. Stellen Sie sich seine

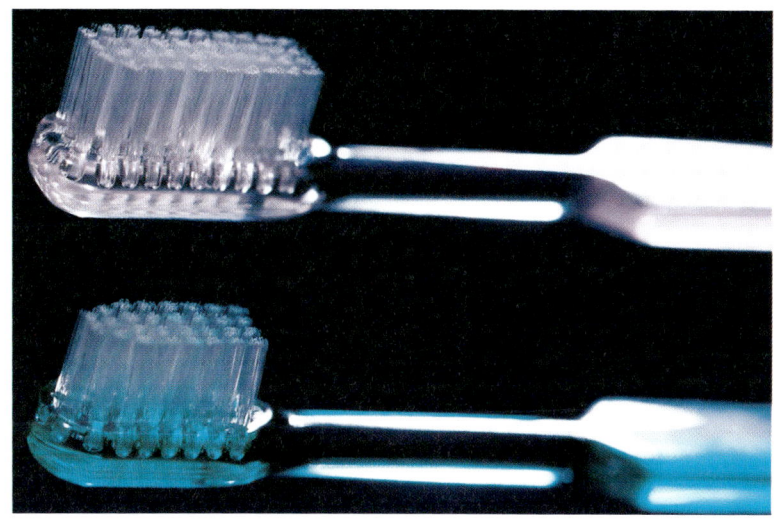

Vertiefungen und Rundungen vor, wenn Sie ihn putzen. So lernen Sie auch die Stellen kennen, die Ihrer besonderen Aufmerksamkeit bedürfen. Sehen Sie vor Ihrem inneren Auge die Beläge des Zahns, die Sie nicht gleich mit dem ersten Wischen, aber mit dem zweiten, dritten oder auch erst mit dem vierten Wischen entfernen können.

Systematik muss sein

Neben der Konzentration ist die Systematik wichtig. Gewöhnt man sich eine gewisse Reihenfolge des Putzens an, ist die Gefahr geringer, dass man einen Part auslässt. Ratsam ist es auch, mit den schlecht erreichbaren Stellen zu beginnen, damit man nicht vor Erreichen der unangenehmeren Bereiche schon erlahmt.

Wie oft und wann putzen?

Über die notwendige Häufigkeit des Zähneputzens gehen die Meinungen auseinander. Puristen fordern es nach jeder Nahrungsaufnahme. Viele Putzmuffel tun es weniger als einmal täglich. Ein vernünftiges Maß ist das Zähneputzen morgens und abends. Wer sich durch Zähneputzen nach jeder Hauptmahlzeit wohler fühlt, dem sei nicht abgeraten – vorausgesetzt, er beherrscht die richtige Putztechnik.

Bedenken Sie immer: Neben dem Faktor Ernährung spielt vor allem die regelmäßige und richtige Zahnpflege eine entscheidende Rolle für Ihre Zahngesundheit. Die vollständige Beseitigung des Zahnbelags steht hier im Mittelpunkt.

Warum morgens?

Morgens ist der wichtigste Putztermin. Und am besten noch vor dem Frühstück. Das hat mehrere Gründe.

▶ Beim Zähneputzen geht es nicht vorrangig um das Entfernen von frischen Speiseresten. Die Hauptaufgabe des Zähneputzens ist die Unterbrechung des bakteriellen Zyklus. Das gilt sowohl für Kariesbakterien als auch für die Parodontitisbakterien. In der Nacht während des Schlafs baut sich die bakterielle Aktivität am besten auf. Auf den Zahnbelägen wächst ein richtiger Bakterienrasen. Man spürt diesen »Rasen« sogar, wenn man mit der Zungenspitze über die Zähne fährt. Wird der »Rasen« am Morgen entfernt, ist der bakterielle Zyklus unterbrochen, die schädlichen Auswirkungen sind gestoppt.

▶ Ein weiterer Grund, warum das Putzen am Morgen, und am besten vor dem Frühstück, erfolgen sollte: Viele Menschen essen zum Frühstück Obst oder andere säurehaltige Nahrungsmittel. Der pH-Wert im Mund sinkt in den sauren Bereich. Diese saure Umgebung macht den Schmelz kurzzeitig angreifbarer für die abschmirgelnde Wirkung von Zahnbürste und Zahnpasta. Man sollte eine halbe Stunde verstreichen lassen, bevor man ans Werk geht – und die meisten Menschen haben diese Zeit am Morgen nicht. Es ist also ratsamer, die Zähne vor dem Frühstück zu putzen.

Der Putztermin am Morgen ist zwar der wichtigste, doch auch am Abend sollte man nicht darauf verzichten. Im Schlaf geht die Speichelproduktion stark zurück. Da wir im Schlaf auch selten sprechen, gleitet die Zunge nicht über die Zahnoberflächen. Damit entfallen die beiden wichtigsten Selbstreinigungsmechanismen; die Beläge bleiben ungestört. Sie sollten also so weit wie möglich vorher entfernt werden.

> Die Karenzzeit nach dem Genuss von säurehaltigen Nahrungsmitteln gilt für jedes Putzen. Etwa eine halbe Stunde braucht der Speichel, um die entstandenen Säuren zu puffern. Dann kann geputzt werden.

Wie kräftig putzen?

Falls es blutet, sollte man auf keinen Fall das Putzen einstellen. Das Zahnfleisch wird so nicht »geschont«. Im Gegenteil, es muss noch mehr Energie auf das Säubern verwendet werden. Mehr Energie heißt aber nicht mehr Druck auf die Zahnbürste. Der sollte generell 150 bis 200 Gramm nie übersteigen. Das klingt theoretisch, lässt sich aber leicht mit Hilfe einer Küchenwaage »übersetzen«: Nehmen Sie Ihre

Zahnbürste, und schließen Sie die Augen. Stellen Sie sich vor, Sie würden zum Zähneputzen ansetzen, und drücken Sie entsprechend mit dem Bürstenkopf auf die Wiegefläche Ihrer Küchenwaage. Öffnen Sie die Augen, und lesen Sie das Gewicht ab, das die Waage zeigt. Das entspricht dem Druck, den Sie normalerweise ausüben. Ist es zu viel, dann probieren Sie aus, wie viel Kraft Sie für 150 bis 200 Gramm ausüben müssen. Merken Sie sich dieses Gefühl, und versuchen Sie es auf Ihre Zahnputztechnik zu übertragen.

Wie überhaupt putzen?

Zur Frage des Wie beim Zähneputzen sind verschiedene Techniken entwickelt worden, die sich in Ansatzwinkel und Bewegungsablauf unterscheiden. Völlig »out« ist das waagerechte Hin- und Herschrubben. Diese »Technik« ist höchstens zur Abtragung von Zahnfleisch und Zahnhälsen geeignet.

▶ Nach der Bass-Zahnputztechnik wird die Zahnbürste schräg an den Übergang zwischen Zahnfleisch und Zahn angesetzt. Die Bürste wird leicht (!) angedrückt, so dass sich die Borsten auch zwischen die Zahn-

Hält Zahnfleischbluten trotz gründlichen Putzens mehr als acht bis zehn Tage an, muss man dringend zum Zahnarzt. Dann liegt ein größeres Problem als »nur« eine Zahnfleischentzündung vor.

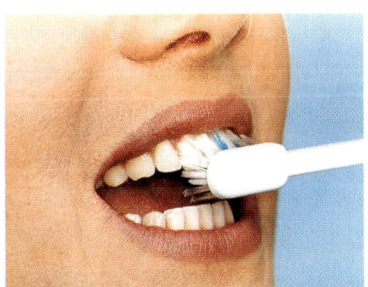
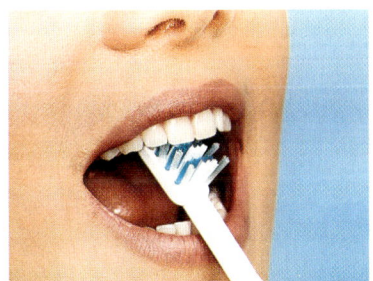
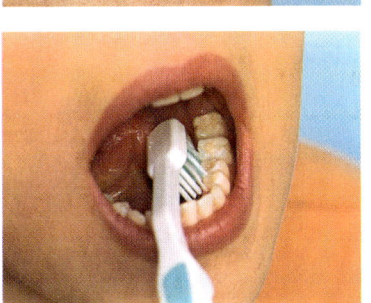
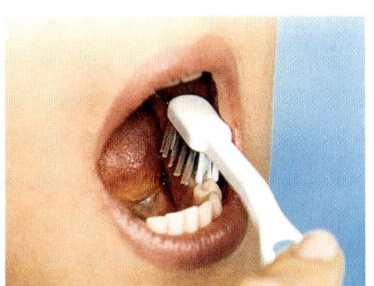

Richtige Putztechnik: Für die Zahnaußenflächen wird die Bürste schräg am Zahnfleischrand angesetzt; dann wird mit rüttelnden Bewegungen kreisend geputzt (links oben). Die Innenseite der oberen Frontzähne wird nach unten ausgewischt (rechts oben). Die Innenseiten der Seitenzähne werden wiederum rüttelnd geputzt (unten links). Nur bei den Kauflächen wird die Zahnbürste hin- und herbewegt (unten rechts).

zwischenräume schieben. In dieser Stellung wird leicht gerüttelt, der Belag gelockert. Auf diese Art werden höchstens zwei Zähne auf einmal geputzt. Sind diese zwei auf einer Seite sauber, setzt man die Bürste an den nächsten beiden an. Diese Technik ist empfehlenswert für alle, deren Zähne und Zahnfleisch in Ordnung sind.

▶ Für alle, bei denen bereits Zahnhälse freiliegen, ist die Stillman-Zahnputztechnik besser geeignet. Sie geht schonender mit dem lädierten Zahnfleisch und dem empfindlichen Zahnhals um. Die Zahnbürste wird wieder schräg zwischen Zahn und Zahnfleisch angesetzt, dann wird mit einer Drehbewegung von Rot nach Weiß gewischt. Auch hier werden höchstens zwei Zähne auf einmal geputzt.

Gründliches Ausspülen mit Wasser vor und nach dem Putzen – egal, mit welcher Technik geputzt wurde – entfernt lockere bzw. gelöste Beläge.

Wer seine Zahnputztechnik umstellen will, muss sich im Klaren sein, dass er gegen einen jahrelang eingefahrenen Ablauf angehen wird. Solche eingeschliffenen Bewegungsabläufe sind wie alle Gewohnheiten meist lieb gewonnen und nicht von heute auf morgen zu ändern. Man muss sich die ersten Tage und Wochen intensiv auf die neuen Bewegungen konzentrieren, damit man nicht in alte Gewohnheiten zurückfällt. Und leider zeigt die Praxis, dass es vielen nicht gelingt. Dann ist es besser, sich das Scheitern einzugestehen und auf eine elektrische Zahnbürste umzusteigen.

Man sollte Färbetabletten höchstens alle zwei Wochen verwenden. Auch sollte man sie nicht direkt z. B. vor einem Rendezvous benutzen, denn die Färbung legt sich auch auf Zunge und Mundschleimhäute. Erst nach ca. zwei Stunden verschwindet sie wieder. Für Kinder unter sechs Jahren sind die Färbetabletten nicht geeignet.

Erfolgskontrolle

▶ Zur Kontrolle des Putzerfolgs kann man das sensibelste zur Verfügung stehende Tastinstrument einsetzen, die Zunge. Sie spürt auch »unsichtbare« raue Belagrückstände auf.

▶ Wer sich lieber auf sichtbare Beweise verlässt, kann spezielle Färbetabletten zerkauen (nicht schlucken). Sie enthalten den (ungefährlichen) Farbstoff Erythrosin und färben Beläge rotviolett. Manche dieser »Plaque-Indikatoren« oder »-Relevatoren« enthalten zusätzlich den Farbstoff Patentblau. Damit färben sich ältere und neue Beläge unterschiedlich an.

Bssss – elektrische Zahnbürsten

Das Zähneputzen mit elektrischen Zahnbürsten bringt kein besseres Ergebnis als die gute Handarbeit. Dennoch kann sich die Anschaffung einer elektrischen Zahnbürste lohnen. Wer z. B. Zähnen und Zahnfleisch mit einer falschen Putztechnik mehr schadet als nützt und seine Putztechnik partout nicht umstellen kann oder will, dem sei zu einer elektrischen Zahnbürste geraten. Sie führt die richtigen Bewegungen aus. Mit manchen Modellen kann auch nicht mehr Druck als der empfohlene ausgeübt werden. Bei Einschränkungen der Beweglichkeit ist das manuelle Zähneputzen oft erschwert. Eine elektrische Zahnbürste kann das Handikap ausgleichen. Empfehlenswerte elektrische Zahnbürsten sind u. a.:

▶ Braun Plaque control®   ▶ Blend-a-med Medi-Control®
▶ Rowenta®   ▶ Braun Oral-B Plak Control Kids®

Gut für Kinder und Morgenmuffel

Kinder müssen nicht unbedingt zunächst das manuelle Zähneputzen erlernen. Oft sind sie noch gar nicht in der Lage, die erforderlichen Bewegungsabläufe auszuführen. Erst mit dem Erreichen des Schulalters ist die feinmotorische Koordinationsfähigkeit so weit ausgeprägt, dass die Kinder selbstständig mit der Hand putzen können. Die elektrische Zahnbürste führt die schwierige Bewegung selbst aus, die Kinder können daher schon früh allein damit putzen. Außerdem fördert die elektrische Zahnbürste in vielen Fällen die Motivation und den Spaß beim Zähneputzen. Es gibt spezielle Kinderaufsteckbürsten, die in Größe und Ausstattung kindlichen Bedürfnissen angepasst sind.

Nicht zuletzt sollten Morgenmuffel, die trotz größter Anstrengung die Konzentration für das morgendliche Putzen nicht aufbringen, lieber zur elektrischen Zahnbürste greifen. Die macht das Putzen dann allemal besser.

Allerdings: Elektrische Zahnbürsten reichen ebenso wenig wie die Handzahnbürsten in die Zahnzwischenräume hinein. Der Griff zur Zahnseide oder Interdentalbürste (siehe dazu Seite 24ff.) wird dadurch nicht ersetzt.

Benutzt die ganze Familie die elektrische Zahnbürste, muss selbstverständlich für jedes Familienmitglied eine eigene Aufsteckbürste bereitstehen. Die Bürsten sollten gut zu unterscheiden sein. Parodontitis und Karies sind Infektionskrankheiten! Sie sind übertragbar – und zwar besonders gut durch das Benutzen derselben Zahnbürste durch mehrere Personen.

Die richtige Zahnpasta

Die Qual der Wahl hat der Mensch bei Zahnpasten. Das Regal im Supermarkt ist oft meterlang. Jede Marke preist ihre Vorzüge an und verspricht wahre Wunder. Manche erwecken den Eindruck, dass allein ihr Auftragen auf die Zahnbürste alle Beläge und Probleme beseitigt. Ganz so ist es allerdings nicht. Noch vor wenigen Jahrzehnten mussten die meisten Menschen völlig ohne Zahnpasta auskommen. Vielleicht haben sie Salz, Backpulver oder andere Hilfsmittel verwendet, jedenfalls waren ihre Zähne deshalb nicht schmutziger. Erst nach dem Zweiten Weltkrieg hat der Siegeszug der Zahnpasten begonnen. Sicher enthalten sie heute Stoffe, die das Putzergebnis verbessern – ohne die richtige Putztechnik aber sind sie nichts.

Nach welchen Merkmalen sollte man seine Wahl richten? Eine Untersuchung der Stiftung Warentest 1998 hat gezeigt, dass der Preis kein Entscheidungskriterium ist. Billige Zahncremes schnitten genauso gut ab wie teure. Zwei Merkmale sind jedoch wichtig.

▶ Geschmack: Der Geschmack ist wichtig, weil er die Motivation zum Putzen fördert. Wem seine Zahnpasta schmeckt, der putzt auch gern oder zumindest deutlich lieber, als wenn es ihm graust. Dabei gibt es keine empfehlenswerte Geschmacksrichtung; jeder kann sich nach seiner Zunge richten.

▶ Inhaltsstoffe: Die Inhaltsstoffe sollen das Putzen erleichtern und darüber hinaus positive Wirkungen entfalten. Für viele der hochgepriesenen Inhaltsstoffe steht der Wirksamkeitsnachweis allerdings aus.

Tenside

Tenside in Zahnpasten unterstützen die Reinigungswirkung und die gleichmäßige Verteilung der Inhaltsstoffe beim Putzen. So können die Substanzen auch an die Stellen gelangen, die die Zahnbürste nicht erreicht. In höheren Konzentrationen reizen Tenside das Zahnfleisch. Vor allem das häufig verwendete Natriumlaurylsulfat war in die Kritik geraten. Inzwischen ist der Tensidanteil in allen Zahnpasten auf höchstens zwei Prozent gesenkt worden – diese Konzentration gilt als unbedenklich.

Ein bekanntes »Zahnputzmittel« früherer Zeit war Holz. Auf dem Land wurden abends kleine Äste gekaut, um die Zähne zu »putzen«.

Alle Inhaltsstoffe in Zahnpasten bewirken vor allem eins nicht: Sie ersetzen nicht das richtige Zähneputzen. Zweimal am Tag sollte es schon sein.

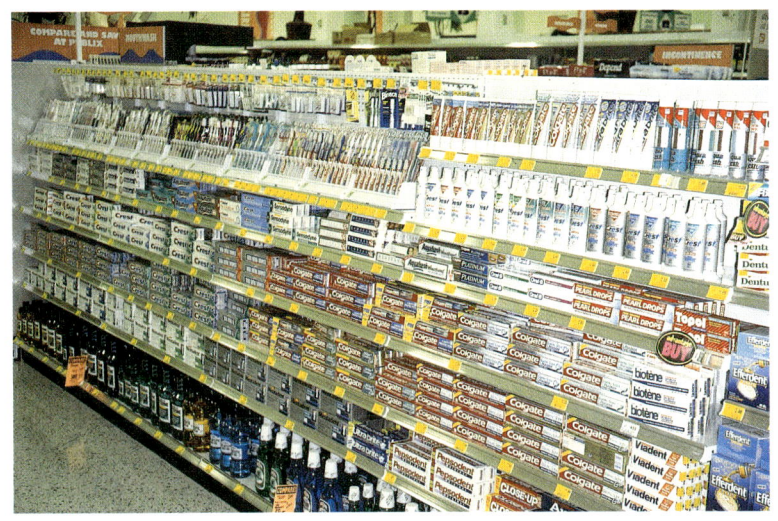

Die Qual der Wahl hat der Kunde. Doch Vorsicht: Manche Zahnpasten rubbeln die Zahnsubstanz ab oder können Füllungen verfärben. Fragen Sie am besten Ihren Zahnarzt, welche Mittel bei Ihrer speziellen Zahn-situation günstig sind.

Fluoride

Fluoride in einer Zahnpasta wirken Karies hemmend. Sie bremsen den Stoffwechsel der Kariesbakterien, die dadurch weniger schmelzangreifende Säuren produzieren, sowie die Plaqueneubildung. Trotz der Wirksamkeit von Fluoriden gibt es nach wie vor Debatten um den Fluoridzusatz. Das liegt zum einen daran, dass es immer wieder zur Begriffsverwirrung zwischen Fluoriden und Fluor kommt. (Das Element Fluor wirkt stark giftig auf den Menschen.) Zum anderen kann ein Zuviel an Fluorid ungünstig wirken. Es gibt inzwischen über 300 000 Untersuchungen zur Verwendung von Fluoriden. Sie belegen die Ungefährlichkeit von Fluoriden bei richtiger Anwendung. Der derzeit übliche Fluoridzusatz von 0,15 Prozent bei Zahncremes für Erwachsene und 0,025 bzw. 0,05 Prozent bei Zahncremes für Kinder hat keine negativen Auswirkungen. Deshalb enthalten 95 Prozent aller Zahnpasten auf dem deutschen Markt Fluoride. In den Niederlanden dürfen gar keine anderen mehr verkauft werden.

Ob zwischen der Wirkung verschiedener Fluoride (Aminfluoride, Natriumfluoride) ein Unterschied besteht, ist noch nicht klar. Sie wirken jedenfalls durch die Bank besser, wenn die Zahnpasta insgesamt einen niedrigen pH-Wert erzeugt.

Mit Fluoriden ist es wie mit Natriumchlorid (Kochsalz). Jeder Bestandteil für sich ist giftig. Zu viel Salz bringt den Menschen um, zu wenig ebenfalls. Auf die richtige Menge kommt es an.

21

Putzkörper

Alle Zahncremes enthalten Putzkörper, die einen gewissen Abrieb verursachen. Für gesunden Zahnschmelz ist das kein Problem. Bei freiliegenden Zahnhälsen allerdings ist es ratsam, eine Zahnpasta mit möglichst wenig Abrieb zu verwenden.

So genannte Weißmacher-Zahnpasten beinhalten häufig gröbere Putzkörper. Diese schmirgeln die oberste Schicht des Zahnschmelzes ab, um darauf lagernde Verfärbungen zu entfernen. Der gesunde Zahnschmelz hält auch dem stand, zumindest wenn die Anwendung nicht übertrieben wird. Wer solche Weißmacher-Zahncremes allerdings (mehrfach) täglich benützt, schadet seinen (auch gesunden) Zähnen. Wehe aber, wenn das weichere Zahnbein direkt erreicht wird, so wie bei offenliegenden Zahnhälsen. Die Putzkörper tragen das Zahnbein ab und vergrößern dadurch vorhandene Schäden.

Für Menschen mit vorgeschädigtem Zahnfleisch, aber auch für solche mit empfindlichen Zähnen oder für Menschen mit Kunststofffüllungen der Zähne heißt es Hände weg von den stark abtragenden Zahnpasten. Sie bringen bei solchen Zahn- und Mundraumverhältnissen mehr Schaden als Nutzen.

Doch selbst bei kerngesunden Zähnen und Zahnfleisch sollten – laut einer Studie der Universität Zürich (siehe dazu Kasten) – viele der Weißmacher-Zahnpasten nicht täglich oder gar mehrmals täglich verwendet werden.

> Vorsicht bei Weißmacher-Zahncremes: Selbst bei kerngesunden Zähnen und Zahnfleisch sollten Weißmacher-Zahncremes nicht täglich verwendet werden. Wenn Sie sie ab und zu verwenden, sind diese Zahnpasten allerdings meist unbedenklich.

Wirkung von Weißmacher-Zahnpasten

Wenig bis mittel abtragend	Stark abtragend	Sehr stark abtragend
Cleanic dent®	Signal Natural White®	Odol-dent 3 Samtweiss®
Rembrandt original®	Candida White®	Colgate Sensation White®
	Durban's Denicotin®	Pearl Drops®
		Blend-a-med medic weiss®
		Settima®

Wirkstoffe gegen Zahnstein

Einige Inhaltsstoffe wie Pyrophosphate, Zinksalze oder Triclosan mit dem Kopolymer PVM/MA vermindern die Neubildung von Zahnstein um bis zu 50 Prozent. Das gilt allerdings nur für den Zahnstein oberhalb des Zahnfleischsaums. Da die Inhaltsstoffe der Zahnpasta aber nicht unter den Zahnfleischrand gelangen, wird die Zahnsteinbildung in den Zahnfleischtaschen nicht beeinflusst. Sie tragen nur wenig zur Vorbeugung von Parodontitis bei, die gerade vom Zahnstein unterhalb des Zahnfleischrands gefördert wird. Ist der Zahnstein erst einmal gebildet (also haben Beläge die Chance gehabt, sich festzusetzen und zu »verkalken«), kann er weder oberhalb noch unterhalb des Zahnfleischsaums abgebaut werden. Dann kann nur noch der Zahnarzt oder die Mundhygienikerin helfen.

Wirkstoffe gegen Zahnfleischentzündung

Vorbeugend gegen Zahnfleischentzündungen sollen antimikrobielle Stoffe wie Zinkverbindungen, Triclosan, Chlorhexidin oder auch Vitamin A wirken. Sie reduzieren die Zahl der Bakterien. Es gibt aber Stimmen, die vor der täglichen »Desinfektion« warnen, da das gesunde Mikrobengleichgewicht gestört werden könnte. Da die Inhaltsstoffe der Zahnpasten wie erwähnt nicht in Zahnfleischtaschen gelangen, kann eine bereits laufende Parodontitis dadurch praktisch nicht beeinflusst werden. Was an pflanzlichen Substraten zugesetzt wird, wie etwa Allantoin, Teebaumöl, Kamille oder Salbei, kann eine Zahnfleischentzündung allenfalls mildern. Ihre Ursachen bekämpfen oder ihnen vorbeugen können solche Stoffe nicht.

Die einzige Wirkstoffkombination, die das Fortschreiten einer laufenden Parodontitis zu verlangsamen scheint, ist Triclosan mit dem Kopolymer PVM/MA. Der Wirkstoff Triclosan ist allerdings umstritten. Aus Deodorants ist er beispielsweise schon weitgehend verschwunden, da er die natürliche Keimbesiedlung der Haut beeinträchtigt hat. Wird eine solche natürliche Besiedlung verdrängt, gibt das Raum für unerwünschte Keime. Laut Hersteller ist allerdings die Konzentration von Triclosan in den Zahnpasten zu gering, um derartige Folgen nach sich zu ziehen.

Triclosan in Verbindung mit dem Kopolymer PVM/MA ist zurzeit nur in Colgate Total® enthalten. Diese Kombination scheint sich positiv in Bezug auf Zahnfleischentzündungen und Zahnfleischschwund auszuwirken.

Von einer oft versprochenen Langzeitwirkung ist bei keiner Zahnpasta etwas nachzuweisen. Das zweimalige tägliche Zähneputzen bleibt ein Muss. Empfehlenswerte Zahnpasten sind u. a.:

- Colgate Total ®
- sensodyne fluorid ®
- Kleinkinder Zahngel ® (lavera)
- elmex sensitive ®
- aronal/elmex ®
- elmex kids ®

Zahnseide, Interdentalbürsten, Zahnhölzer

Die Zahnzwischenräume machen 30 Prozent der gesamten Zahnfläche aus. Die Zeit, die für ihre Reinigung aufgebracht wird, tendiert jedoch gegen null. Ihre Reinigungsbedürftigkeit ist allerdings überdurchschnittlich hoch. In den Zahnzwischenräumen klemmen sich besonders leicht Speisereste ein. Der Speichelfluss, der an den glatten Zahnoberflächen für eine Grundreinigung sorgt, gelangt in wesentlich geringerem Maß in die engen Zwischenräume.

Mit der Zahnbürste kommt man nur unzureichend in die Zahnzwischenräume. Es bedarf anderer Hilfsmittel zur Reinigung. Einen gewissen Bekanntheits- und Benutzungsgrad hat immerhin die Zahnseide erreicht. Was in den angloamerikanischen Ländern schon lange üblich ist, hat sich bei uns erst in den letzten Jahren durchsetzen können. Doch noch lange ist es in Deutschland nicht so weit, dass ein Gast nach dem Essen aufsteht, um sich mit der Bemerkung »Got to floss my teeth« (von englich to floss = Zahnseide benutzen) zu entschuldigen und zu entfernen.

Über die Zahnseide hinaus sind Hilfsmittel zur Zahnreinigung bei uns weitgehend unbekannt. Nur jeder 20. Patient von Universitätszahnkliniken benutzt etwas anderes als Zahnbürste und Zahnseide. Je nach Breite des Zahnzwischenraums sind aber unterschiedliche Reinigungshilfen empfehlenswert.

»Konventionelle« Zahnseide …

Zahnseide ist gut geeignet für enge Zahnzwischenräume. Sie ist in beschichteter und unbeschichteter Ausführung mit oder ohne Geschmackszusatz erhältlich.

Wer sich unsicher ist in Bezug auf Auswahl und Gebrauch dieser Hilfsmittel, kann sich vom Zahnarzt, von der Mundhygienikerin oder im Fachgeschäft beraten lassen.

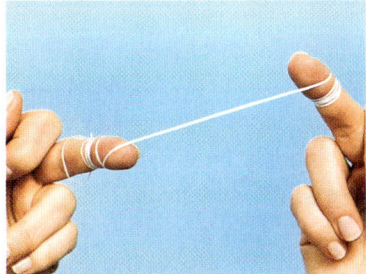
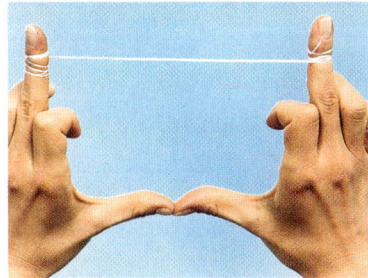
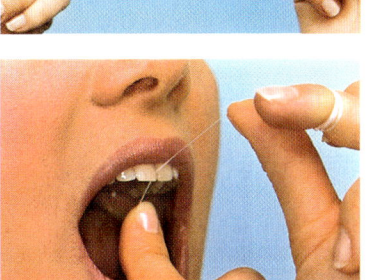
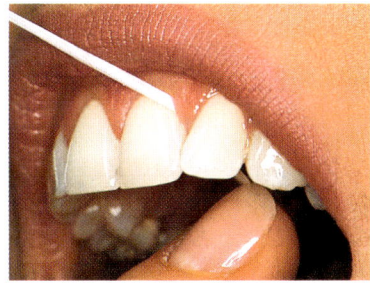

*Gebrauch von Zahnseide:
Ein etwa 40 Zentimeter
langes Stück wird um die
Mittelfinger gewickelt (oben
links), bis es den Abstand
von zwei Daumenlängen hat
(oben rechts). Die mit
Daumen und Zeigefinger
gespannte Zahnseide kann
dann in die Zahnzwischen-
räume eingeführt werden
(unten links und rechts).*

▶ Gewachste Zahnseide: Die gewachste oder mit Teflon beschichtete Zahnseide gleitet leichter durch sehr enge Zwischenräume. Sie ist für Anfänger besser geeignet, da sie nicht so leicht auf das Zahnfleisch zwischen den Zähnen, die Papille, knallt. Allerdings können Wachsrückstände zurückbleiben, auf denen sich wiederum leichter Belag ansammelt.

▶ Ungewachste Zahnseide: Sie fächert sich beim Einführen in den Zahnzwischenraum etwas auf; die Reinigungswirkung ist entsprechend größer. Da sie nicht so leicht gleitet, kann man beim Einführen leicht in die Papille säbeln. Das führt zu Verletzungen und, wenn es häufiger vorkommt, zum Rückgang dieses Zahnfleischs zwischen den Zähnen. Um das zu vermeiden, sollte man die Zahnseide vorsichtig einführen. Mit ein bisschen Übung gelingt das meist ganz gut. Inzwischen gibt es auch dehnbare Zahnseide, die sich sogar in extrem enge Zahnzwischenräume problemlos einführen lassen soll.

Am besten verwendet man die Zahnseide vor dem Zähneputzen. Aus den Zwischenräumen ausgeputzte Speisereste können dann mit der Zahnbürste endgültig entfernt werden. Man zieht dafür ein etwa

Eine Variation der Zahnseide stellt die Superfloss®-Zahnseide dar. Sie hat einen kunststoffverstärkten Einfädelabschnitt, dem ein flauschiger Nylonfaden und ein Stück ungewachste Zahnseide folgen. Superfloss® eignet sich vor allem zur Reinigung von fest sitzenden kieferorthopädischen Apparaturen und Zahnbrücken.

40 bis 50 Zentimeter langes Stück Zahnseide von der Spule und wickelt die Enden jeweils um den Mittelfinger. Mit Daumen und Zeigefinger wird der Faden gespannt und in den Zahnzwischenraum eingeführt. Pro Zahnseite wird der Faden fünfmal auf und ab geführt. Bevor man zum nächsten Zahnzwischenraum geht, wird der Faden ein Stück weitergewickelt, damit ein frischer Abschnitt verwendet wird. Nach Gebrauch gehört der Faden in den Mülleimer. Auf eine Wiederverwendung sollte man verzichten, um nicht Bakterien wieder einzubringen. Mindestens einmal in der Woche, besser noch einmal täglich sollte jeder Zwischenraum gesäubert werden.

Wer den Faden nicht gern um die Finger wickelt, kann eine Halterung für Zahnseide verwenden. Diese Halterungen ähneln Gurkenschälern ohne Messereinsatz; es gibt sie auch im Dutzend zu kaufen. Der Faden wird zwischen den zwei Ärmchen gespannt und in die Zahnzwischenräume eingeführt.

… und »elektrische« Zahnseide

Relativ neu ist die »elektrische« Zahnseide (interclean® von Oral B), die die Anwendung von Zahnseide erleichtern soll. Äußerlich ähnelt das Gerät einer elektrischen Zahnbürste. Beim Einschalten schiebt sich ein Kunststofffaden in den Zwischenraum hinein, der dann vibrierend die Stelle reinigt. Bei richtiger Handhabung sind die Ergebnisse von manueller und »elektrischer« Zahnseidenanwendung gleich, wenn für jeden Zwischenraum weniger als fünf Sekunden aufgewendet werden. Verwendet man mehr Zeit, ist die manuelle Anwendung überlegen. Das Gerät ist für sehr enge Zwischenräume nicht geeignet, ebenso wenig bei starkem Zahnfleischrückgang und deutlich freiliegenden Zahnhälsen. Zu bedenken ist ferner, dass der Reinigungsaufsatz nach jeder Anwendung ausgetauscht werden muss – was jeweils mindestens 0,25 DM kostet.

Interdentalbürsten

Ist das Zahnfleisch bereits zurückgegangen, eröffnet sich ein breiterer Zahnzwischenraum unterhalb des so genannten Kontaktpunkts (der Stelle, an der sich die zwei benachbarten Zähne berühren oder zumindest am nächsten stehen). Für diese weiten Zahnzwischenräume sind Interdentalbürsten das richtige Reinigungsinstrument. Ihre Köpfe erinnern an winzige Flaschenbürsten, die auf spezielle Stiele gesteckt werden. Sie werden ohne Zahnpasta in die Zwischenräume eingeführt. Damit die Bürstenspitze das Zahnfleisch nicht verletzt, hält man die

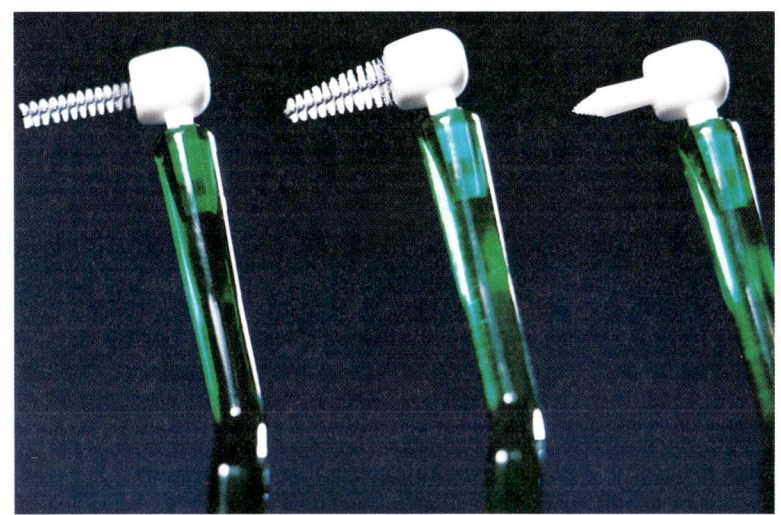

Interdentalbürsten haben ganz unterschiedliche For-men – für unterschiedliche Zahnzwischenräume. Wichtig ist: Das Einführen sollte keine Schmerzen bereiten.

Bürste im Oberkiefer etwas nach unten bzw. im Unterkiefer nach oben geneigt. An jeder Zahnseite wird das Bürstchen fünf- bis sechsmal hin- und hergeführt; dann geht man den nächsten Zwischenraum an.

Ob ein Zahnzwischenraum weit genug ist, probiert man am besten aus: Man erwirbt ein Probepäckchen der Interdentalbürsten. Lässt sich das Bürstchen ohne Schmerzen in den Zwischenraum einführen, ist es das richtige Reinigungsinstrument für diese Stelle. Schmerzt das Ein-führen, sollte man die Bürste eine Nummer kleiner wählen oder doch besser auf Zahnseide zurückgreifen. Zumindest mit Zahnseide sollte man in die Zwischenräume gelangen können.

Einfach ausprobieren: Bei den Interdentalbürsten ste-hen verschiedene Größen und auch verschiedene Formen zur Auswahl.

Zahnhölzer

Zahnhölzer sind Zahnstocher mit dreieckigem Querschnitt aus wei-chem Holz. Medizinische Zahnhölzer sind meist mit Fluor präpariert, um mögliche »Kratzer« im Zahnschmelz gleich zu »reparieren«. Sie dienen dem Entfernen von Speiseresten, die sich in den Zahnzwi-schenräumen verkeilt haben.

Beim vorsichtigen Einführen wird die flache Rückenseite der Zahnhöl-zer dem Zahnfleisch zugewandt, damit es nicht zu Verletzungen der Papille (Zahnfleischhöcker zwischen den Zähnen) kommt. Die Verletzungsgefahr ist eigentlich das vorrangige Manko der Zahnhölzer. Wer allerdings gut mit ihnen zurechtkommt, kann sie ohne Bedenken verwenden.

Bitte bedenken Sie: Zahnhölzer sind Einmalartikel. Nach Gebrauch sollten sie also entsorgt und nicht für die nächste Reinigung aufgehoben werden. Anders ist es mit Plastikstochern, die sich nach Gebrauch besser säubern lassen. Aber auch bei diesen besteht Verletzungsgefahr für das Zahnfleisch.

Mundduschen

Mundduschen stoßen einen oder mehrere scharfe Wasserstrahlen aus. Ihre Anwendung erfolgt im Anschluss an das Zähneputzen. Der Effekt von Mundduschen ist mäßig. Die versprochene Massage des Zahnfleischs ist (bei nicht zu hohem Druck des Strahls) sicher positiv, die Zahnbürste hat das aber bei richtiger Anwendung bereits vorher erledigt. Der Wasserstrahl kann wohl von Zahnbürste und Zahnseide gelockerte Speisereste wegspülen. Doch wenn man nach dem Zähneputzen gründlich den Mund ausspült, gelingt das auch.

Zu beachten ist, dass sich im Schlauchsystem der Munddusche gern Bakterien ansammeln. Menschen mit geschwächter Körperabwehr oder mit offenen Schleimhautverletzungen sollten deshalb ganz auf die Anwendung von Mundduschen verzichten.

Mundspülungen, Mundwässer

Mundspülungen

Die Wirkung von Mundspülungen wird mindestens ebenso angepriesen wie die einiger Zahncremes. Wahr ist, dass z. B. Mundspüllösungen mit Amin- und Zinnfluorid Bakterien hemmen. Ein Ersatz für die Zahnbürste sind sie jedoch alle nicht. Außerdem gelangen die Substanzen der Mundspülungen nicht unter den Zahnfleischrand, die Risikogebiete der Parodontitis werden also nicht berührt. Fazit: Wer gründlich und richtig Zähne putzt, benötigt keine zusätzliche Spülung.

Ausnahmen von der Regel sind Menschen, die frisch an Zähnen und/oder Zahnfleisch operiert wurden. Ihnen rät der Zahnarzt meist zum völligen Verzicht auf die Zahnbürste und verschreibt eine chlorhexidinhaltige Mundspülung. Bereits nach wenigen Tagen jedoch soll die Zahnbürste wieder eingesetzt werden – zunächst noch unter Aus-

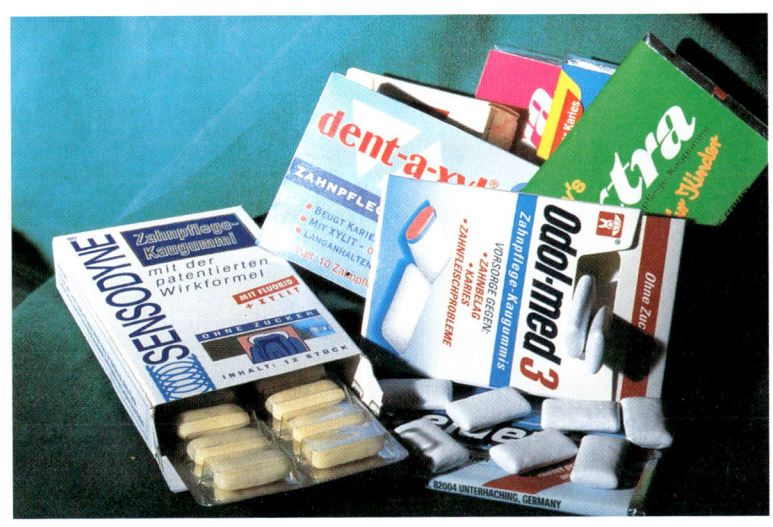

Fünf Minuten Kauen genügt: Zuckerfreie Zahnpflegekaugummis regen den Speichelfluss an und wirken bakterienhemmend.

sparung der operierten Stelle, aber bald danach wieder im ganzen Mundraum. Chlorhexidin unterbindet die Bakterientätigkeit in der Mundhöhle und damit die Entstehung der gefährlichen Toxine. Leider verfärbt die Substanz bei dauerhaftem Gebrauch die Zähne. Außerdem ist die andauernde Desinfektion der Mundhöhle durchaus umstritten. Nach Ansicht vieler Mediziner verhindert sie den Aufbau einer gesunden, stabilen Mikroflora und bringt mehr Schaden als Nutzen.

Mundwässer

Mundwässer überdecken eigentlich nur den Mundgeruch. Genau wie Deodorants nicht das Waschen ersetzen, können Mundwässer nicht über eine mangelnde Mundhygiene hinwegtäuschen. Ihr Effekt hält höchstens kurze Zeit an, weil sie an den Ursachen nichts ändern.

Zahnpflegekaugummis

Normalen Kaugummi zur Zahnpflege zu kauen hieße, den Teufel mit dem Beelzebub auszutreiben. Zwar regen alle Kaugummis den Speichelfluss an – die zuckerhaltigen Bubblegums reichern allerdings beim Kauen diesen Speichel mit der entsprechenden Menge Zucker an, und

Die Ursachen von Mundgeruch sind vielfältig. Zunächst kommt mangelnde Mundhygiene in Betracht. Doch auch Magenleiden oder Diäten bzw. Fastenkuren können einen »schlechten Atem« verursachen. Auch andere innere Erkrankungen können zu Mundgeruch führen.

dadurch ist nichts gewonnen. Empfehlenswert sind zuckerfreie Kaugummis, vor allem solche mit dem Zuckerersatzstoff Xylit (z. B. Wrigleys Orbit®), der zusätzlich bakterienhemmend wirkt. Die Zahnbürste kann ein Kaugummi nicht ersetzen; immerhin ist Kaugummi besser als nichts, wenn es nach dem Essen beispielsweise nicht möglich ist, sich die Zähne zu putzen.

Um zum gewünschten Ergebnis zu kommen, muss man übrigens nicht stundenlang auf dem Kaugummi herumkauen. Bereits nach fünf Minuten ist der maximale Speichelfluss erreicht. Längeres Kauen ist aus zahnhygienischer Sicht nicht notwendig.

Eine so genannte Zungenbürste soll die Beläge samt Bakterien entfernen, die sich auf der rauen Zunge angesiedelt haben. Durch diese zusätzliche Prozedur zum Zähneputzen soll der Atem länger frisch bleiben und das Reservoir an Keimen vermindert werden. Die Idee der Zungenreinigung ist nicht neu, sie lässt sich aber praktisch genauso gut mit der Zahnbürste erledigen. Und Mundgeruch, der sich durch gründliches Zähneputzen nicht abstellen lässt, sollte sowieso eher Anlass für einen Zahnarztbesuch sein als für den Kauf einer Zungenbürste.

Putzen unter besonderen Umständen

Putzen bei Beweglichkeitseinschränkung

Bei Gelenkerkrankungen, altersbedingten oder anderweitigen Bewegungseinschränkungen sind elektrische Zahnbürsten das Mittel der Wahl. Sie übernehmen zuverlässig den »Geschicklichkeitsteil« der Zahnputzarbeit.

Die Anwendung von Zahnseide wird erleichtert durch das Einspannen des Fadens in spezielle Halterungen, die im Fachgeschäft angeboten werden. Wenn allerdings das behutsame Einführen in die Zahnzwischenräume nicht mehr möglich ist, der gespannte Faden regelmäßig auf das Zahnfleisch knallt, muss man auf die Zahnseide verzichten. Allerdings sollte man zuvor noch ausprobieren, ob man mit gewachster Zahnseide, die leichter durch enge Stellen gleitet, vielleicht doch zurechtkommt. Ansonsten bleibt nur der häufigere Gang zur professionellen Mundhygiene.

Zähneputzen nach Operationen im Mund

Nach einem operativen Eingriff im Mund darf die betroffene Stelle für zwei bzw. vier Wochen nicht mit der Zahnbürste berührt werden. Die ersten zwei Wochen nach der Operation werden die Zahnbeläge nur mit einer Mundspülung und wöchentlicher sanfter professioneller Zahnreinigung entfernt. Der Zahnarzt verschreibt dafür die entsprechende Mundspülung. Nach Ablauf von zwei Wochen darf man wieder selbst putzen, muss aber die betroffene Stelle weitere zwei bis sechs Wochen auslassen und stattdessen weiterhin spülen.

Putzen bei Mundtrockenheit

Bei Menschen mit Mundtrockenheit ist die Selbstreinigung durch den Speichel stark reduziert. Sie sind anfälliger für Belagbildung. Die Ursachen für Mundtrockenheit sind vielfältig. Es können Erkrankungen oder auch Medikamenteneinnahme schuld sein. Hält die Mundtrockenheit längere Zeit an, sollte man seinen Arzt fragen. Ist die Ursache der Mundtrockenheit nicht zu ermitteln bzw. nicht abzustellen (z. B. weil die Mundtrockenheit als Nebenwirkung eines unverzichtbaren Medikaments auftritt), hilft häufigeres Zähneputzen. Auch das Kauen von (zahnfreundlichem) Kaugummi kann die Speichelproduktion anregen und so die Probleme verkleinern.

Zähneputzen nach Erbrechen

Nach Erbrechen haben viele Menschen das Bedürfnis, den unangenehmen Geschmack wieder loszuwerden. Mit dem Zähneputzen sollte man allerdings etwas warten. Der erbrochene Mageninhalt ist sauer. Diese Säure macht den Zahnschmelz anfälliger für »Kratzer« durch die Zahnbürste. Nach ca. einer halben Stunde sind die Zahnoberflächen wieder stabilisiert und können ganz normal geputzt werden.

Wer den unangenehmen Geschmack nach Erbrechen sofort eliminieren will, sollte den Mund gründlich mit (stillem) Mineralwasser ausspülen. Die enthaltenen Mineralien unterstützen auch die Stabilisierung des Zahnschmelzes.

Putzen unterwegs

Möglichkeiten zum Zähneputzen gibt es eigentlich immer. Selbst die vergessene Zahnpasta oder Zahnbürste ist keine Ausrede. Es gibt sie an jeder Ecke zu kaufen. Notfalls tun es auch Wasser und Bürste allein. Vielleicht ist normales Speisesalz zur Hand, das als Ersatz dienen kann. Zur Not geht es auch ohne Zahnbürste. Eine Reinigung der Zähne mit

Hat in der kleinsten Reise-tasche Platz: das Set aus zusammensteckbarer Zahn-bürste und Minizahnpasten.

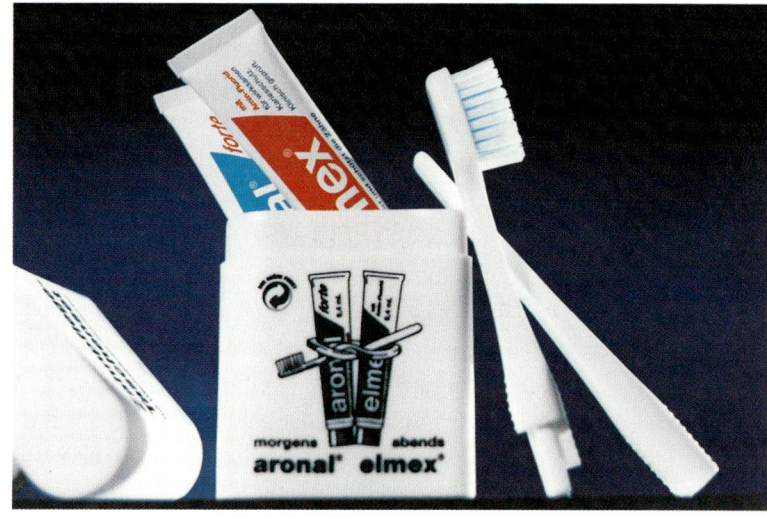

Vor allem bei Kronen, Brücken, Inlays & Co. ist eine tägliche Reinigung mit der Zahnseide angebracht. So erhöht sich mit Sicherheit die Haltbarkeit.

den Fingern und gründliches Ausspülen sind besser als nichts. Auch das Kauen von faserigem Gemüse hat einen reinigenden Effekt. Praktisch für den Kurztripp oder die spontane Reise sind zusammensteckbare Reisezahnbürsten. Sie werden oft im Set mit kleinen Zahnpastatuben angeboten. Solche Schächtelchen passen in jede Handtasche, in jeden Aktenkoffer. Es gibt auch Zahnbürsten mit eingebautem Zahnpastaspender. Damit erübrigt sich die Extratube.

Nicht vergessen sollte man, die Reisezahnbürste vor dem Einstecken wieder gut trocknen zu lassen. Geht das nicht, sollte man das Trocknen nachholen, sobald sich die Gelegenheit bietet.

Pflege von ästhetischen Zahnrestaurationen

Wer sich zu einer ästhetischen Zahnkorrektur oder Zahnreparatur entschlossen hat, sollte wissen, wie er anschließend auf sein gutes Stück aufpassen kann. Die heutigen Materialien sind zwar den alltäglichen Beanspruchungen gut gewachsen, mit der richtigen Pflege aber bleiben sie garantiert auch auf Jahre hinaus die Schmuckstücke, die sie am Anfang waren. Einige Regeln in Bezug auf die Zahnpflege sollten deshalb beachtet werden.

▶ Kunststoffrestaurationen (Kompositrestaurationen), d. h. Füllungen und Inlays, setzen leichter Plaque an als »Plomben« aus anderem Material. Diese Stellen müssen also mit noch mehr Hingabe gereinigt werden als andere. Kann sich Plaque über einen längeren Zeitraum ansetzen, besteht die Gefahr, dass sich der Kunststoff verfärbt und dass sich an den Rändern Karies bildet.

▶ Die Zahnbürste sollte lieber eine Stufe weicher sein, damit das Material nicht »angekratzt« wird.

▶ Abrasive Zahnpasten wirken auf zahnfarbenen Restaurationen wie Scheuermittel auf einem Zerankochfeld. Egal, ob Komposit oder Keramik – der Scheuerkraft einiger Zahncremes sind sie nicht gewachsen. Auch der Klebeverbund wird dadurch angegriffen. Deshalb sollten möglichst abriebarme Zahnpasten verwendet werden, die einen neutralen/basischen pH-Wert haben und Fluoride enthalten. Weißmacher-Zahnpasten sind völlig tabu, denn sie arbeiten alle wie leichte Schmirgelpaste. Auch der Zusatz von Chlorhexidin oder Zinnfluorid ist nicht empfehlenswert.

Was man unbedingt vermeiden sollte

Alles, was sauer oder stark färbend ist, kann die Schönheit der Zahnrestauration beeinträchtigen. Das sollten Sie möglichst meiden:

▶ Stark säurehaltige und verfärbende Nahrungsmittel und Näschereien (etwa Fruchtsäfte, Wein, Kaffee etc.)

▶ Medikamente, die eine längere Verweildauer im Mund haben

▶ Übermäßigen Alkoholgenuss

Lieb gewonnene Gewohnheiten, wie beispielsweise Fingernägelbeißen und gedankenverlorenes Stiftekauen, bedeuten für die Schneidezähne eine große Belastung. Sie werden regelrecht »abgenagt«. Einer solchen immer wiederkehrenden Belastung ist nicht einmal der natürliche Zahn gewachsen, geschweige denn eine Keramikverschalung oder ein Eckenaufbau aus Kunststoff.

Wer des Nächtens seine Zähne malträtiert, indem er knirscht, sollte nachts eine Knirscherschiene tragen (siehe dazu auch Seite 40f.). Damit kann man den Abrieb sowohl an natürlichen als auch an Ersatzzähnen sowie Keramikbruch vermeiden.

Für Mundspülungen gilt ebenfalls, dass kein Chlorhexidin und Zinnfluorid enthalten sein sollten. Von alkoholhaltigen Mundspülungen ist wegen ihres sauren pH-Werts abzuraten.

Zahngesunde Ernährung

Zucker gilt als bevorzugte Nahrung der Bakterien unserer Zahnbeläge und damit als Feind Nummer eins eines gesunden Zahnmilieus. Der am häufigsten verwendete Zucker ist die Saccharose (weißer Haushaltszucker). Die anderen Zuckerarten stehen der Saccharose an Zahnschädlichkeit kaum nach: Auch Fruchtzucker (Fruktose), Traubenzucker (Glukose), Malzzucker (Maltose) und Milchzucker (Laktose) werden von den Bakterien gern genommen. Gleiches gilt für alternative Süßmittel wie Ahornsirup und Honig; sie sind – zumindest für unsere Zähne – keinen Deut gesünder.

Der Umgang mit Süßem

Der völlige Verzicht auf Zucker ist weder praktikabel noch notwendig. Auch ist es nicht der Zucker allein, der die Bakterien nährt, sondern sie verdauen u.a. mit Vorliebe gekochte Stärke (z.B. in Kartoffelchips). Untersuchungen an schwedischen Kindern haben gezeigt, dass sich ihre Zahngesundheit aufgrund der vermehrten Erziehung zur Mundhygiene und zum Umgang mit »zahnschädlicher« Ernährung erheblich verbessert hat, obwohl der Zuckerkonsum kein bisschen gesunken ist. Denn wichtiger als der Verzicht ist das »Gewusst, wie« oder, noch besser, das »Gewusst, wann«. Entscheidender noch als die Menge ist nämlich der Zeitpunkt des Naschens. Wer über den Tag verteilt kleine Mengen süßer Sachen isst, liefert seine Zähne einem Dauerangriff aus. Wer dagegen nur ein- oder zweimal am Tag, am besten mit oder nach den Hauptmahlzeiten, Zuckerhaltiges zu sich nimmt, gibt seinen Zähnen eine bessere Chance. Wenn es was für zwischendurch sein soll, sind Obst oder Gemüsestreifen nicht nur für die Zähne, sondern auch für die schlanke Taille besser. Trockenfrüchte dagegen sind klebrige Zuckerbomben, die als Zwischenmahlzeit wenig geeignet sind.

Auch die Konsistenz ist wichtig: Klebrige Bonbons, die lange am Zahn haften, sind z.B. schädlicher als ein zuckerhaltiger Kaugummi, der durch die Anregung des Speichelflusses auch einen Reinigungsmechanismus in Gang setzt.

Das Zahnmännchen der »Aktion zahnfreundlich e.V.« kennzeichnet Produkte, bei denen der pH-Wert eine halbe Stunde nach Verzehr nicht unter 5,7 abgefallen ist. Die Kennzeichnung von Produkten als »zuckerfrei« garantiert zwar, dass keine Saccharose enthalten ist, nicht aber, dass das Produkt auch frei von anderem »Bakterienfutter« ist.

Süß und sauer

Zuckeraustauschstoffe werden von den Bakterien kaum oder gar nicht aufgenommen und verdaut. Sie sind aus zahnmedizinischer Sicht unproblematisch. Aber Vorsicht: Einige Diabetikerprodukte sind mit Fruktose gesüßt – was wiederum nicht »zahnfreundlich« ist.

Im Gegensatz zu Zucker sind säurehaltige Nahrungsmittel kaum als Zahnfeinde bekannt. Ihre Säure greift aber ebenfalls den Zahnschmelz an. Gerade für Fruchtsäfte, stark kohlensäurehaltige Mineralwässer etc. gilt deshalb das Gleiche wie für Zucker: Sie sind nicht zum ständigen Genuss geeignet. Hier gilt die Regel: Lieber einmal viel trinken als öfter mal ein Schlückchen. Achtung: Auch Wein enthält, je nach Sorte, viel Säure. Zahnhygienisch günstigere (Dauer-)Getränke sind grüner, schwarzer oder Kräutertee (wenn nötig, mit Süßstoff).

Nahrungsmittel mit höherem pH-Wert, wie Käse oder Milch, sind in der Lage, die Säure der Bakterien abzupuffern. Die Kombination einer Süßigkeit mit einem nachfolgenden Schluck Milch oder die Abfolge von Käse mit einem Schluck Wein ist daher zahnhygienisch absolut sinnvoll. Auch sollte man den spülenden Effekt eines kräftigen Schlucks zu Ende einer Mahlzeit nicht unterschätzen.

Abwechslungsreich und vollwertig

Der Hinweis auf eine gesunde Ernährung versteht sich fast von selbst. Der gesamte Körper und damit auch Zähne und Zahnfleisch profitieren von einem ausgewogenen Nährstoffangebot. Positiv an vollwertigen Nahrungsmitteln wie Vollkornprodukten und Rohkost ist auch, dass sie kräftig gekaut werden müssen. Das regt den Speichelfluss als natürlichen Reinigungsmechanismus an.

Vitamine, Mineralstoffe und Spurenelemente sind in einer vernünftigen Ernährung ausreichend vorhanden. Der Nutzen von zusätzlichen »Mikronährstoffen« ist fraglich. Es gibt Nahrungszusätze, die einen Schutz gegen Parodontitis versprechen. Da Parodontitis vorrangig eine Infektionskrankheit ist und in den seltensten Fällen auf ein Mangelsyndrom zurückzuführen ist, sind solche Zusätze zur Parodontitisvorbeugung nicht Erfolg versprechend.

Wein ist nicht nur säurehaltig, er ist – je nach Sorte, nach Anteil der Gerbsäuren bzw. nach Art der Reifung – auch färbend. Dies gilt vor allem für Rotwein.

Risikofaktoren vermeiden

Rauchen

Rauchen ist als Risikofaktor für die Gesundheit allgemein bekannt. Seine Rolle bei der Beeinträchtigung der oralen Gesundheit dagegen ist nicht jedem geläufig. Dabei ist das Rauchen neben der ungenügenden Mundhygiene der gefährlichste Risikofaktor für Parodontitis und nachfolgenden Zahnverlust.

Raucher erkranken häufiger an Parodontitis, und sind sie erst einmal erkrankt, so verläuft ihre Erkrankung schwerer, und es entstehen schneller irreparable Schäden. Die Heilung nach einer Behandlung, egal, ob es sich um Parodontaltherapie oder das Einsetzen eines Implantats handelt, dauert länger und hat weniger Erfolgsaussichten. Auch ist die Verlustrate der Implantate bei Rauchern ungleich höher. Unterschiede zwischen Zigaretten-, Zigarren- oder Pfeifenrauchern bestehen dabei kaum.

Mit dem Rauchen in jeglicher Form aufzuhören ist einer der wichtigsten Schritte hin zu Gesundheit und zu einer gesunden Mundhöhle. Schon der zeitweilige Rauchverzicht während der Phase nach der Behandlung verbessert die Chancen einer weiter gehenden Heilung – ganz aufzuhören ist noch besser. Es schont die Gesundheit, den Geldbeutel und verbessert (wenn die erste Zeit der Abstinenz geschafft ist) auch die Lebensqualität.

Wer den Schritt zur Abstinenz mit Nikotinpflastern unterstützt, entlastet schon einmal seine Mundhöhle von der vollen Nikotindosis. Aber auch das (zeitweilige) Hilfsmittel Nikotinkaugummi ist aus zahnmedizinischer Sicht erlaubt, solange es zur erfolgreichen Rauchentwöhnung beiträgt.

Stress

Mit Stress bezeichnet man einen Alarmzustand unseres Körpers. Alle Kräfte werden auf äußere Ereignisse gerichtet. Zu kurz kommen dabei innere Verteidigungsmechanismen wie das Immunsystem. Wird der Alarm zum Dauerzustand, wird die körpereigene Abwehr geschwächt. Auch bei der Entstehung von Parodontitis spielt Dauerstress eine ungünstige Rolle. Stress sollte möglichst abgebaut und vermieden werden. Es sind inzwischen viele Techniken zum Umgang mit und zum Abbau von Stress entwickelt worden. Auf ein genaueres Eingehen auf die einzelnen Methoden muss in diesem Buch allerdings aus Platz-gründen verzichtet werden. Es gibt hierzu jede Menge von Ratgebern und Seminaren. Und jeder hat die Qual der Wahl herauszufinden, welche Methode für ihn richtig ist.

Diabetes mellitus

Diabetiker sind durch ihre Krankheit gezwungen, wesentlich bewusster mit ihrer Ernährung umzugehen als andere Menschen. Doch obwohl Zucker für sie weitgehend tabu ist, ist ihr Kariesrisiko größer als das von Gesunden. Grund dafür ist die etwas andersartige Zusammensetzung des Speichels, in dem die Bakterien besser gedeihen können. Fest steht auch, dass Diabetiker aufgrund ihrer Erkrankung anfälliger für Parodontitis sind. Je länger die Krankheit besteht und je stärker der Zuckerwert schwankt, desto größer ist die Gefahr. Die Ursache dafür liegt wohl u. a. in der Beeinträchtigung der Durchblutung sowie im veränderten Keimspektrum im Mund.

Mit guter Stoffwechseleinstellung und guter Mundhygiene können Diabetiker jedoch ihr erhöhtes Risiko kompensieren. Gerade bei ihnen sollten regelmäßige Termine beim Zahnarzt und bei der professionellen Mundhygiene Teil der Vorsorge sein.

Besonders geeignet für Stressabbau sind Entspannungstechniken wie autogenes Training, Yoga, Tai Chi Chuan oder Qi Gong. Auch einige Ausdauersportarten wie Radfahren, Jogging, Walking haben sich – mäßig, aber regelmäßig betrieben – zur Verringerung von Stress bewährt.

Schwangerschaft

Die hormonellen Umstellungen während einer Schwangerschaft betreffen auch das Zahnfleisch. Es wird anfälliger gegenüber den toxischen Bakterienausscheidungen, entzündet sich schneller und blutet leichter. Die typische Schwangerschaftsgingivitis hat allerdings bei gründlichem Zähneputzen keine Chance, sich zu verschlimmern. Kurzzeitige Blutungen sollten die werdende Mutter also nicht vom Zähneputzen abhalten. Als Grundregeln gelten:

▶ Bei bestehendem Kinderwunsch am besten vorab den Zahnarzt aufsuchen und alle Schwachstellen (sowohl was Karies als auch was Parodontitis anbelangt) behandeln lassen. (Zusammenhänge von Frühgeburten und Parodontitis sind wissenschaftlich nachgewiesen.)

▶ Mindestens einmal während der Schwangerschaft zum Zahnarzt gehen. (Die für die Entwicklung des Babys günstigste Zeit für eine anfallende Behandlung ist das zweite Schwangerschaftsdrittel.)

▶ Während der Schwangerschaft immer besonders gründlich Zähne putzen.

Ob der erhöhte Kalziumbedarf in der Schwangerschaft tatsächlich zulasten der Zähne geht, ist fraglich. Auf jeden Fall ist eine ausgewogene, gesunde Ernährung (nicht nur) während der Schwangerschaft den Zähnen und dem Zahnfleisch genauso zuträglich wie der gesamten Gesundheit (siehe dazu Seite 34f.).

In der Frühschwangerschaft kommt es häufiger zu Erbrechen. Man sollte dann nicht direkt nach dem Erbrechen die Zähne putzen, da die miterbrochene Magensäure den Zahnschmelz vorübergehend angreifbar macht. Besser ist es, den Mund gründlich mit einem Glas stillen Mineralwassers zu spülen. Das beseitigt den unangenehmen Geschmack und unterstützt die Remineralisierung des Schmelzes.

Professionelle Mundhygiene

Die Krone der Mundhygiene ist zweifellos die regelmäßige professionelle Mundhygiene. Keine noch so gewissenhafte häusliche Pflege kann mit der professionellen Mundhygiene konkurrieren. Wer wirklich sichergehen will, keine Zahn- und Zahnfleischerkrankungen mehr zu haben, der sollte regelmäßig alle drei bis sechs Monate seine Mundhygienikerin aufsuchen. Wissenschaftliche Untersuchungen haben gezeigt, dass eine professionelle Zahnreinigung etwa alle drei Monate in Verbindung mit der systematischen häuslichen Mundpflege der Garant für schöne und gesunde Zähne ist.

Die Mundhygienikerin oder Prophylaxehelferin ist eine Zahnarzthelferin mit einer speziellen Weiterbildung. Sie ist die Expertin auf dem Gebiet der Vorbeugung, d. h. der gründlichen Zahnreinigung und Gesunderhaltung der Mundhöhle. Mit ihr kann man individuelle Probleme bei der Mundhygiene besprechen, und sie weist den Patienten in die richtige Zahnputztechnik und die richtige Auswahl und Anwendung von Hilfsmitteln ein.

Die meisten gesetzlichen Krankenkassen erstatten die anfallenden Kosten (etwa zwischen 150 und 250 DM) nicht, doch das Geld für Mundhygiene ist gut angelegt – denn jede bessere Zahnfüllung, jede Behandlung und erst recht jeder Zahnersatz kommt wesentlich teurer, nicht zu reden von den Schmerzen und Unannehmlichkeiten.

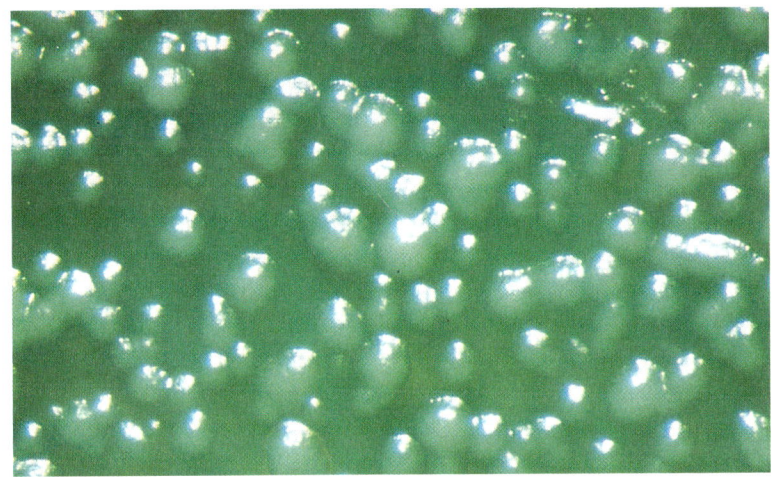

Laktobazillen unter dem Mikroskop: Sie gehören neben den Streptococcus-mutans-Bakterien zu denjenigen Mikroorganismen, die am häufigsten Karies verursachen.

Ablauf einer Prophylaxesitzung

▶ Der Zahnarzt oder die Mundhygienikerin wird zunächst den Stand der häuslichen Mundhygiene überprüfen (z. B. anhand von Färbetabletten). Oft können sie die Schwachpunkte des eigenen Zähneputzens besser erkennen und mit dem Patienten geeignetere Putztechniken einüben.

▶ Die Zähne werden auf beginnende Kariesstellen, das Zahnfleisch wird auf seinen Gesundheitszustand überprüft.

▶ Die Mundhygienikerin bzw. der Zahnarzt sieht sich auch die vorhandenen Füllungen und Kronen an. Weisen sie am Rand Lücken auf bzw. liegt ein ehemals unter dem Zahnfleischrand endender Kronenrand offen, muss etwas unternommen werden. An kaum einem anderen Ort lagern sich Beläge so unerreichbar für die Zahnbürste an wie an diesen Stellen.

▶ Es schließt sich die professionelle Entfernung von Belägen (einschließlich der Entfernung von Zahnstein) an. Auf die vorhandenen Füllungen und Inlays wird dabei besonders geachtet, damit sie einerseits gründlich gesäubert, andererseits aber nicht angekratzt werden.

▶ Die Zähne werden poliert und abschließend mit Fluoridgel eingerieben. Das Ergebnis ist nicht nur gesund, sondern sieht auch strahlend schön aus.

Wer in einer neuen Praxis ist, sollte immer auf das Vorhandensein zahnfarbener Restaurationen extra hinweisen. Manchmal sind sie so täuschend echt, dass selbst das geübte Auge sie erst auf den zweiten Blick erkennt. Die Mundhygienikerin muss aber mit anderen »Putzmitteln« an sie herangehen als an nicht gefüllte Zähne.

Gute Zahnarztpraxen bieten ihren Patienten auch eine Art Erinnerungssystem (Recallsystem) an: Bei jeder Sitzung wird der nächste Termin ungefähr festgelegt (z. B. in drei Monaten), und einige Zeit vor diesem Termin meldet sich die Praxis beim Patienten, um Tag und Uhrzeit zu vereinbaren. Dieser Service kann manchem helfen, wirklich regelmäßig an seine Zahngesundheit zu denken und sie nicht dem Vergessen zu opfern.

Ein Test für das individuelle Risiko

Die professionelle Mundhygiene beschränkt sich allerdings nicht auf das »Hinterherputzen«. Durch mikrobiologische Tests kann man heutzutage das individuelle Risiko eines Patienten bestimmen, schneller Löcher zu bekommen oder eine rasch fortschreitende Zahnfleischerkrankung zu entwickeln. Ergeben diese Tests ein hohes Risiko, dann wird die Mundhygienikerin vorbeugend häufigere Termine anbieten. In akuten Fällen kann sogar ein Intervall von vier bis sechs Wochen empfehlenswert sein, um die Erkrankung unter Kontrolle zu bekommen. Normalerweise aber reichen Sitzungen im Abstand von drei, vier oder auch sechs Monaten.

Was tun bei Zähneknirschen?

Viele kennen es: das nächtliche unwillkürliche Zähneknirschen, auch Bruxismus genannt. Es ist ein weit verbreitetes Phänomen. Man sagt, es sei ein Ausdruck von Konfliktverarbeitung. In Zeiten von beruflichem oder privatem Stress verstärken sich bei Menschen, die zum Knirschen neigen, die nächtlichen Kieferbewegungen.

Bei der Entwicklung von Kindern ist nächtliches Knirschen etwas völlig Normales. Meist verliert es sich im Lauf der Jahre. Es lässt sich aber nicht vorhersagen, wer als Erwachsener noch knirschen wird und wer nicht. Auch wer als Kind nicht geknirscht hat, ist nicht davor gefeit, dass er als Erwachsener diese Gewohnheit annehmen wird. Was im Kindesalter normal und ohne nennenswerte »Nebenwirkungen« abläuft, hat im Erwachsenenalter jedoch etliche Nachteile.

▶ Die Zähne werden durch das heftige Aneinanderpressen über die Maßen abgetragen. Mit der Zeit sehen sie richtig abgemahlen aus.

▶ Die Kiefermuskulatur und das Kiefergelenk können von der starken Anspannung in Mitleidenschaft gezogen werden. Sie schmerzen dann am Morgen.

▶ Möglicherweise führt jahrelanges Knirschen auch zu schwer zu behandelnden Kiefergelenkstörungen, die im ungünstigsten Fall dauerhaft Schmerzen bereiten.

▶ Sind schon die natürlichen Zähne der Belastung kaum gewachsen, so sind es Füllungen und Kronen oft nicht mehr. Wer stark knirscht, der setzt beispielsweise seine schönen, teuren Keramikkronen aufs Spiel: Sie zerbrechen unter dem gewaltigen Druck, der durch das Knirschen auf sie ausgeübt wird.

Wie behandeln?

Da das Zähneknirschen ursächlich wohl ein psychologisches Problem ist, wäre die logische Lösung eine psychologische Behandlung. Doch das ist leichter gesagt als getan: Der Erfolg von Entspannungsübungen, psychologischen Sitzungen etc. ist eher gering.

Eine effektivere Möglichkeit ist die Schienentherapie beim Zahnarzt: Sie verhindert zwar das Knirschen nicht, wohl aber die schädlichen Auswirkungen auf Zähne und Kiefer. Eine solche Knirscherschiene wird in der Zahnarztpraxis individuell angefertigt. Ein Abdruck der Zähne in Ober- und Unterkiefer wird mit Gips ausgegossen. Danach fertigt der Zahntechniker aus festem Kunststoff eine gemeinsame Schiene für die beiden Zahnreihen. Die Kosten für die Schiene und die Behandlung werden in der Regel von den Krankenkassen übernommen. Manchmal sind zur Behandlung des Knirschens allerdings besondere gnathologische Maßnahmen (Gnathologie = Wissenschaft vom gesunden und vom krankhaft veränderten Kauapparat) notwendig, etwa die Vermessung des Kiefergelenks. Die Kosten für diese Verfahren werden jedoch von den gesetzlichen Krankenkassen meist nicht übernommen.

▶ Der Patient sollte die Schiene möglichst jede Nacht tragen. Ganz besonders wichtig ist es, sie in Zeiten starker psychischer Belastung zu tragen. Man erspart sich damit unnötige Schmerzen und die Kosten für vorzeitig zu ersetzende Zahnfüllungen bzw. Kronen.

▶ Die Pflege der Knirscherschiene ist relativ einfach: Sie wird nach dem Zähneputzen am Morgen mit der Zahnbürste oder einem Handbürstchen unter fließendem Wasser abgebürstet. Man sollte dazu keine Zahnpasta verwenden. Eventuell auftretende Verfärbungen kann man meist mit Hilfe einer Handbürste und einigen Tropfen Geschirrspülmittel beseitigen.

Die Lebensdauer einer Knirscherschiene kann mehrere Jahre betragen. Man sollte sie allerdings regelmäßig alle ein bis drei Monate vom Zahnarzt kontrollieren lassen, ob sie auch wirklich noch voll funktionsfähig ist.

Die Frontzähne

The Chorus-line

Die Frontzähne sind es, die den berühmten ersten Eindruck vermitteln, der ja der sprichwörtlich beste sein soll. Sie sind gemeint, wenn man von einem strahlenden Lächeln, von ebenmäßigem, perlengleichem Gebiss spricht. Die Frontzähne sind es aber auch, denen man Karies, Grauschleier und Beschädigungen durch äußere Einwirkungen zuallererst ansieht. Sie sind es, die der Boxer als Erste einbüßt und die bei vielen Jugendlichen für Monate und länger hinter korrigierend formenden Zahnspangen verborgen bleiben. Die Front- und Eckzähne sind eine Visitenkarte. Sie lassen darauf schließen, wie es ihr Besitzer mit dem »Mens-sana-in-corpore-sano«-Prinzip hält, wie er sich selbst pflegt und auf sein (und damit auch auf anderer) Wohlergehen achtet. Schöne und gesunde Frontzähne sind nicht zuletzt attraktiv und sexy. Und instinktiv werden sie sogar von »Bürstenmuffeln« am sorgsamsten geputzt.

Millionen Menschen wünschen sich schönere Frontzähne, finden sie zu klein, zu groß, zu dunkel, zu weit auseinander stehend (Diastema). Eventuell ist ein Zahn abgebrochen oder fehlt, oder es gibt einen in der Jugend nicht ernst genommenen Überbiss. In vielen Fällen sind nicht nur ästhetische, sondern durchaus auch gesundheitliche Aspekte von Bedeutung und lassen eine zahnärztliche Behandlung angezeigt sein.

Bleichen – Zähne wie Perlen

Viele Zähne, obwohl eigentlich gesund, weisen häufig unschöne Verfärbungen auf, und wer auf sein Äußeres hält, möchte diesen Makel gern beseitigt wissen. Diese Verfärbungen können völlig unterschiedlicher Ursache sein. Im Lauf eines Lebens werden Zähne generell dunkler und verfärben sich leicht bis auffällig.

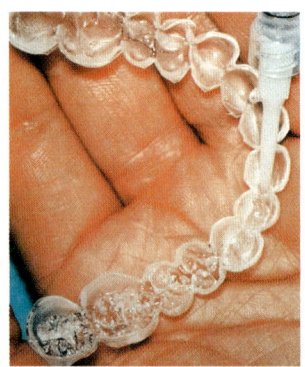

Beim Home-Bleaching füllt man die vom Zahnarzt angefertigte Bleichschiene selbst mit Bleichmittel.

Zu medizinischen und ästhetischen Zahnfleischproblemen (zu viel, zu wenig, so genanntes Gummysmile etc.) im Frontbereich des Gebisses siehe das Kapitel »Das Zahnfleisch«, Seite 74ff.

▶ Externe Einflüsse: Zu auffälligen Verfärbungen kommt es insbesondere dann, wenn externe zahnverfärbende Einflüsse wie Rauchen und bestimmte Getränke (Kaffee, Tee, Fruchtsäfte, Rotwein usw.) den Prozess beschleunigen.

▶ Genetische Veranlagung: Es gibt auch genetisch bedingte Verfärbungen, beispielsweise die so genannten White Spots (weiße Flecken) auf den Zähnen.

▶ Medikamente: Durch die Behandlung mit Medikamenten (etwa Tetrazyklin) kann ebenfalls eine Verfärbung hervorgerufen werden.

▶ Abgestorbene Zähne: Wurzelbehandelte oder abgestorbene Zähne neigen zum Nachdunkeln. Auch ihnen kann geholfen werden.

Schonende Bleichmethoden – erst seit neuester Zeit

Versuche, Zähne zu bleichen, gibt es seit dem Altertum: Schon die alten Römer trugen Harnstoff auf die Zähne auf. (Als der wirksamste Harnstoff galt dabei der aus Portugal stammende.) Die Barbiere des Mittelalters bleichten Zähne mit einem salpetersäurehaltigen Gemisch. Beide Methoden sind rabiat und heute indiskutabel. Erst seit 1990 gibt es wissenschaftliche Studien über erfolgreiches Zahnbleichen mit zahnschmelz- und zahnfleischverträglichen Substanzen. Seither wächst die Nachfrage vonseiten der Patienten, und die Zahnmedizin sieht darin eine neue, wichtige Aufgabe.

Vorsicht vor billigen Bleichsets

Immer häufiger werden jetzt in Drogerien und Kaufhäusern vorgefertigte Bleichsets angeboten. Diese sind gegenüber der Behandlung beim Zahnarzt wesentlich billiger – sie bringen allerdings auch nichts. Diese Produkte sind nach dem Kosmetikproduktegesetz zugelassen. Deshalb dürfen sie nur eine geringe Konzentration des Bleichwirkstoffs enthalten. Die Konzentration ist zu gering, um eine bleichende Wirkung zu entfalten. Die Bleichsets versuchen, diesen Mangel auszugleichen, indem sie einen Farbstoff (meist Titanoxid) beigeben. Dieser legt sich wie Deckweiß auf die Zähne, die dann kurzfristig heller aussehen – der Zauber ist aber bereits nach wenigen Tagen vorbei.

Im Lauf des Lebens können die Zähne bis zu vier Stufen dunkler werden: von der jugendlichen Zahnfarbe A1 bis zu den Farben A2 bis A4. Altersbedingte Verfärbungen kann man ideal bleichen.

Bleichsets dieser Art bringen keinen lang anhaltenden Effekt wie die Bleichbehandlung beim Zahnarzt, ganz einfach, weil sie nicht bleichen, sondern nur übertünchen. Außerdem schluckt man eine Menge mehr von dem Mittel, da die mitgelieferte standardisierte Schiene, in die das Mittel eingefüllt wird, natürlich bei weitem nicht so dicht ist wie die individuell beim Zahnarzt angefertigte. Insgesamt sollte eine Bleichbehandlung in ein Gesamtkonzept für schönere (und gesündere) Zähne eingebettet sein, um ein wirklich befriedigendes Ergebnis zu erhalten. Man sollte sich die (wiederholten) Ausgaben für die Bleichsets sparen und es gleich richtig machen lassen.

Das Bleichen wird von den gesetzlichen Krankenkassen üblicherweise nicht bezahlt. Die Kosten sind je nach Ausgangslage und Aufwand unterschiedlich (siehe dazu Seite 48ff.).

Bleichen – von außen und innen

Je nachdem, ob der zu bleichende Zahn noch lebt (vital ist) oder abgestorben (devital) ist, wird von außen oder von innen gebleicht.

▶ Bei vitalen Zähnen werden die Bleichmittel außen auf den Zahn aufgebracht. Sie können also nur die oberflächlichen Verfärbungen im Schmelz verändern. Man nennt das Verfahren deshalb auch externes Bleichen.

▶ Bei devitalen Zähnen wird das Mittel in den Wurzelkanal eingebracht. Der Bleichvorgang geschieht von innen (internes Bleichen).

Während man beim externen Bleichen die Wahl zwischen Home-Bleaching und In-office-Bleaching hat, muss das interne Bleichen immer in der Praxis durchgeführt werden.

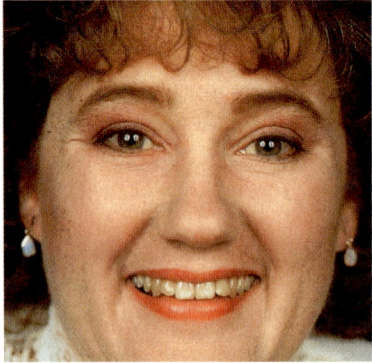 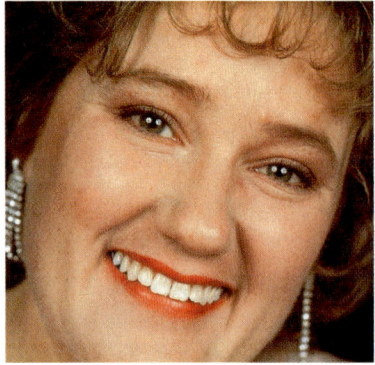

Altersbedingte Verfärbungen lassen sich gut korrigieren: die Zähne einer Patientin vor dem Bleichen (links) und ihr Lächeln danach (rechts).

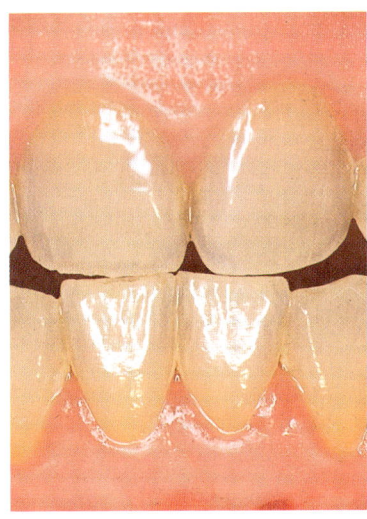 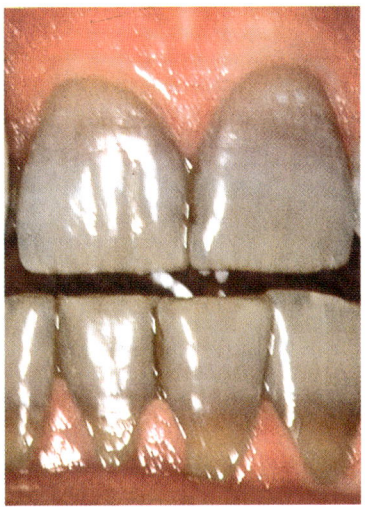

Formen der Zahnverfärbung: leichte (links) und starke Tetrazyklinverfärbungen (rechts). Beide können gebleicht werden.

Welche Verfärbungen kann man mit Erfolg bleichen?

Nicht jede Verfärbung kann mit einer Bleichbehandlung beseitigt werden, die meisten jedoch sind der bleichenden Wirkung zugänglich, so beispielsweise:

▶ Altersbedingte Zahnfärbungen ebenso wie eine Verfärbung durch Zigarettenrauch und sonstigen Tabakgenuss (können gut gebleicht werden)

▶ Verfärbungen durch Bestandteile scharfer Speisen und alkoholischer Getränke (solche Zahnverfärbungen sind ideale Kandidaten für das Bleichen)

▶ Nach Wurzelbehandlung dunkel verfärbte Zähne

▶ Helle Flecken auf den Zähnen (White-Spot-Läsionen)

▶ Leicht kalkige bis kräftig gelbbraune fleckige Zahnverfärbungen aufgrund von übermäßiger Fluoraufnahme

▶ Bräunliche, gräuliche oder bläuliche Zahnverfärbungen aufgrund von längerfristiger Tetrazyklineinnahme

Sehr starke Verfärbungen können unter Umständen durch Bleichen nicht mehr beseitigt werden. Solche Zähne müssen z. B. durch Veneers verblendet werden (siehe dazu Seite 52ff.).

White-Spot-Läsionen sind angeboren oder erworben. Beispielsweise kann es während der Schmelzbildung zur unterschiedlichen Versorgung mit Mineralien kommen; auf diese Weise entstehen die weißen Flecken. White Spots können allerdings auch eine beginnende Karies anzeigen.

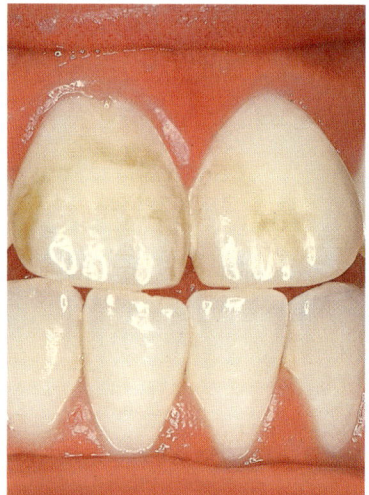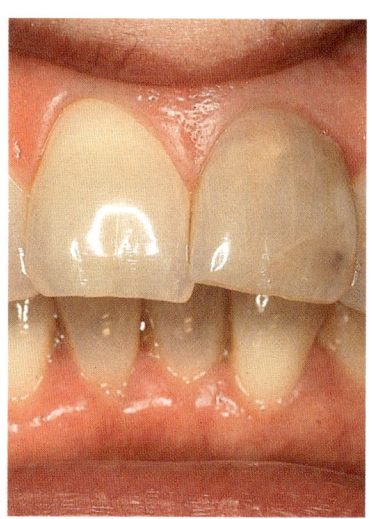

Formen der Zahnverfärbung: braune Verfärbung durch zu starke Fluorzuführung (links) und Dunkelfärbung eines abgestorbenen Zahns (rechts). Bei beiden ist ein Bleichen möglich, wobei für den devitalen Zahn nur das so genannte interne Bleichen infrage kommt.

Wann sollte man auf das Bleichen verzichten?

Nicht zu empfehlen ist eine Bleichbehandlung bei Patienten mit schweren Erkrankungen und bei Patienten, die starke Medikamente nehmen müssen. Ist der Patient allergisch auf Bestandteile des Bleichmittels oder der Kunststoffbleichschiene, muss ebenfalls auf das Bleaching verzichtet werden. Keinen Sinn macht eine Bleichbehandlung bei bereits stark zerstörten oder stark gefüllten Zähnen. Starke Raucher und Tabakkauer scheiden als Kandidaten ebenfalls aus.

Problematisch sind Patienten, die bereits vor der Behandlung an hypersensiblen Zahnoberflächen leiden. Durch die Bleichbehandlung kommt es oft zu einer Verstärkung dieser Empfindlichkeit. Patienten, deren Zähne schon bei der Zahnpolitur überempfindlich reagieren, sind besser nicht für eine Bleichprozedur vorzusehen.

Schwangere Frauen und stillende Mütter sollten die Bleichbehandlung sicherheitshalber auf einen späteren Zeitpunkt verschieben.

Gibt es Nebenwirkungen?

Häufige Nebenwirkung des Bleichens ist eine vorübergehende Überempfindlichkeit der Zähne. Verwendet werden sollte deshalb eine desensibilisierende Zahnpasta mit Natriumfluorid (z. B. sensodyne®).

Gelangt das Bleichmittel auf das offene Zahnfleisch, kann es zu leichten Reizungen kommen. Diese verschwinden aber nach wenigen Tagen wieder.

Rauchen sollte allerdings während des Tragens der Bleichschiene vermieden werden. Die in allen Bleichmitteln enthaltenen Peroxide können beim Zerfall die Krebs erregende Wirkung von z. B. Zigarettenrauch verstärken. Bei zu langer Anwendung können die Peroxide auch zu einer ungünstigen Veränderung der Mundflora führen.

Die Bleichbehandlung verringert vorübergehend die Haftfestigkeit von adhäsiv (anhaftend, klebend) befestigten Materialien. Mit nachfolgenden Restaurationen sollte ungefähr zwei Wochen gewartet werden. Trotz dieser Risiken ist das Bleichen von vitalen und devitalen Zähnen die zahnschonendste Behandlung in der Zahnmedizin.

Wie läuft das Home-Bleaching ab?

Wenn das Bleichen an vitalen (lebenden) Zähnen fachgerecht durchgeführt wird, ist mit sehr gutem Erfolg zu rechnen. Allerdings müssen Patient und Zahnarzt realistisch bleiben: Ziel sollten nicht ultraweiße Zähne sein – Fachleute nennen dieses »Überweiß« ein wenig spöttisch Hollywood bowl white (Hollywood-Kloschüssel-Weiß). Solche Zähne wirken unnatürlich und auffällig. Eine in jedem Fall machbare Aufhellung um ein bis zwei Farbtöne wirkt schon Wunder.

Vorteile und Nachteile

Im Vergleich zum in der Zahnarztpraxis durchgeführten In-office-Bleaching bietet das Home-Bleaching einige Vorteile – allerdings auch einige Nachteile.

Vorteile des Home-Bleaching:

▶ Die Methode ist kostengünstiger.

▶ Die Patienten sind unabhängig von den Öffnungszeiten der Praxis und ersparen sich den Weg dorthin.

▶ Es ist kein Gummischutz (Kofferdam) notwendig (wichtig bei Patienten mit Latexallergie).

▶ Der langsamere Bleichvorgang ist zahnschonender.

Bei versehentlichem Verschlucken des Bleichmittels besteht keine Gefahr. Carbamidperoxid wird im Magen in H_2O_2 und Harnstoff gespalten. H_2O_2 wird weiterzerlegt in Wasser und reaktiven Sauerstoff, der Harnstoff wird über die Nieren ausgespült.

Nachteile des Home-Bleaching:

▶ Der Patient muss mitarbeiten und mitdenken: Trägt er die Schiene zu selten, stellt sich kein Erfolg ein. Trägt er sie zu oft, können die Zähne mit Hypersensibilität reagieren.

▶ Der Bleichvorgang dauert länger.

Verlauf der Behandlung

▶ Die Zähne werden professionell vom Zahnarzt oder von der Mundhygienikerin gereinigt. Alle Zahnoberflächen werden poliert. (Alte Beläge würden verhindern, dass das Bleichmittel gleichmäßig an den Zahn gelangt.)

▶ Gemeinsam wird die derzeitige Zahnfarbe bestimmt.

▶ Von den Zähnen, die gebleicht werden sollen, wird eine Röntgenaufnahme angefertigt (um mögliche interne Schädigungen zu erkennen).

▶ Ein in der Praxis gemachtes Foto dokumentiert die zu bleichenden Zähne mit dem Zahnring.

▶ Die Diagnose und die möglichen Ursachen der Zahnverfärbung werden besprochen.

▶ Ein Abdruck wird genommen.

▶ Anhand des Abdrucks wird aus weichem Kunststoff die individuelle Bleichschiene gefertigt. Die Bleichschiene soll als Träger das Bleichgel an die gewünschte Stelle bringen und dort halten. Aus diesem Grund ist der gute Abschluss wichtig. Er verhindert einerseits das Austreten des Bleichmittels und andererseits dessen Verdünnung durch Speichel.

▶ Der Patient erhält Bleichschiene und Bleichmittel. Die Anwendung wird ihm demonstriert, zusätzlich werden ihm schriftliche Instruktionen ausgehändigt. Die anfängliche Tragezeit beträgt eine, später bis zu fünf Stunden. Bei leichter Verfärbung muss mit einer Behandlungsdauer von zwei, bei intensiveren Verfärbungen mit einer Dauer von vier oder mehr Wochen gerechnet werden.

▶ Nach einem vereinbarten Zeitraum wird der Behandlungsverlauf kontrolliert.

Der Patient sollte die Bleichschiene für das erforderliche Nachbleichen (nach ca. ein bis zwei Jahren) aufbewahren.

Die Kosten für das Home-Bleaching betragen etwa 450 DM pro Kiefer. In besonderen Fällen kann sich der Aufwand allerdings erhöhen. Üblicherweise wird das Bleichen von den gesetzlichen Krankenkassen nicht bezahlt.

Bitte beachten Sie die Anweisungen der Zahnarztpraxis, was die Tragezeit anbelangt, denn zu langes Tragen führt leicht zu übersensiblen Zähnen.

Wie läuft das In-office-Bleaching ab?

Beim Bleichen in der Praxis werden stärkere Chemikalien verwendet, aber nicht mehr (wie dies früher noch der Fall war) zusätzliche Energien wie Hitze und Licht. Viele Patienten bevorzugen wegen der optimalen zahnärztlichen Überwachung und des schnelleren Effekts diese Methode trotz der etwas höheren Kosten.

Verlauf der Behandlung

▶ Die Zähne werden vom Zahnarzt oder von der Mundhygienikerin gereinigt. Alle Zahnoberflächen werden poliert. (Alte Beläge würden verhindern, dass das Bleichmittel gleichmäßig an den Zahn gelangt.)

▶ Gemeinsam wird die derzeitige Zahnfarbe bestimmt.

▶ Von den Zähnen, die gebleicht werden sollen, wird eine Röntgenaufnahme angefertigt (um mögliche interne Schädigungen zu erkennen).

▶ Ein in der Praxis gemachtes Foto dokumentiert die zu bleichenden Zähne mit dem Zahnring.

▶ Die Diagnose und die möglichen Ursachen der Zahnverfärbung werden besprochen.

▶ Ein Gummimantel (Kofferdam) wird über das Zahnfleisch gespannt.

Die Kosten für ein In-office-Bleaching belaufen sich auf ca. 180 DM pro Sitzung. Je nach Ausgangslage und Aufwand kann sich dieser Betrag erhöhen. Die gesetzlichen Krankenkassen zahlen die Behandlung üblicherweise nicht.

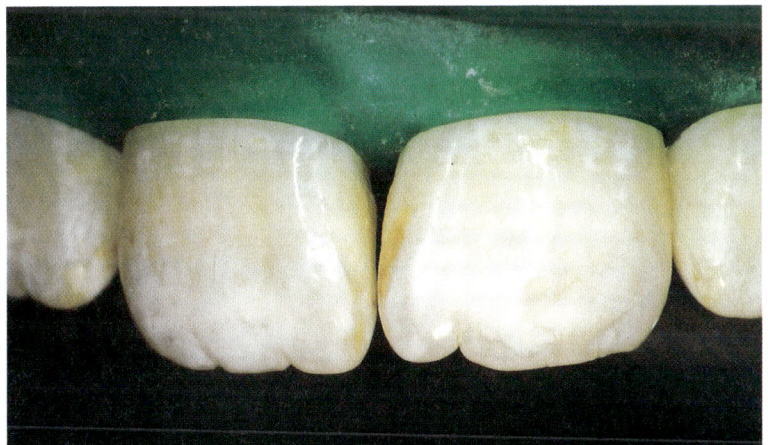

Beim In-office-Bleaching wird ein so genannter Kofferdam (Gummimantel) angelegt, um das Zahnfleisch zu schützen.

▼ Die Helferin trägt das Bleichmittel auf und erneuert es alle zehn Minuten. Um den Zerfall des Bleichmittels zu beschleunigen, wird jeder Zahn mit der Polimerisationslampe eine Minute lang bestrahlt. Eine Behandlung dauert 30 bis höchstens 60 Minuten und bewirkt in der Regel eine Aufhellung um ca. eine Farbstufe.

▼ Nach Abnehmen des Kofferdams trägt die Helferin Fluoridgel zur Remineralisierung der Zähne auf.

Bei leichter Verfärbung muss mit drei bis fünf Sitzungen, bei intensiveren Verfärbungen mit fünf bis sieben Sitzungen gerechnet werden.

Das In-office-Bleaching ist auch erforderlich, wenn einzelne Zähne gebleicht werden sollen. Auch Patienten mit Kiefergelenkbeschwerden oder stark empfindlichen Zähnen sind besser beraten, das Bleichen in der Praxis vornehmen zu lassen.

Vergleich der Bleichmethoden

Bleichen zu Hause (Home-Bleaching)	▶ Die Vorbereitung, die Fertigung der individuellen Bleichschiene und die Instruktionen für das Bleichen erfolgen in der Zahnarztpraxis.
	▶ Der eigentliche Bleichvorgang wird vom Patienten zu Hause durchgeführt.
	▶ Das Bleichen zu Hause hat sich in den letzten Jahren durchsetzen können und gilt als die häufigste Form des Bleichens.
Bleichen in der Praxis (In-office-Bleaching)	▶ Beim Bleichen in der Praxis werden konzentriertere Chemikalien eingesetzt. Der Bleichvorgang wird dadurch beschleunigt.
	▶ Wegen der höheren Konzentration des Bleichmittels muss jedoch ein Gummimantel (Kofferdam) als Schutz über das Zahnfleisch gespannt werden, um Reizungen zu verhindern.
	▶ Trotz der Etablierung des Home-Bleaching besitzt das In-office-Bleaching immer noch einen festen Stellenwert, z. B. beim Bleichen einzelner Zähne oder bei Patienten, die es mit dem Bleichen besonders eilig haben.

Wie lange hält der Bleicherfolg an?

Die meisten Zahnverfärbungen stammen von außen. Diese Einflüsse bestehen in der Regel auch nach dem Bleichen weiter. Die wenigsten Menschen verzichten ihrer Zahnfarbe zuliebe auf ihren Tee oder ihren Rotwein. Somit geht der Bleicherfolg wieder verloren, auch wenn eine gute Mundhygiene den Prozess etwas aufhalten kann. Meist hat sich nach ein bis zwei Jahren die Zahnfarbe wieder auf ihr ursprüngliches Niveau abgedunkelt.

Es ist aber kein Problem, die Bleichbehandlung zu wiederholen. Wer seine Bleichschiene aufgehoben hat, spart sich den Löwenanteil der Kosten der ersten Behandlung.

Wie läuft das Bleichen abgestorbener Zähne ab?

Zum Bleichen von Zähnen mit totem Nerv kommt eine Methode zum Einsatz, die ausschließlich in der Praxis durchgeführt werden muss. Vor allem nach einer früheren Wurzelbehandlung können sich Zähne verfärbt haben. In solchen Fällen wird Bleichmittel direkt in den Wurzelkanal eingebracht und über einen Zeitraum von 30 Minuten alle fünf Minuten erneuert, eine zusätzliche Hitzebehandlung verstärkt die Wirkung (Power-Bleaching).

Das Bleichmittel kann aber auch über einen längeren Zeitraum von zwei Tagen bis zu einer Woche im Zahn verbleiben, bevor der Vorgang wiederholt wird (Walking-Bleach). Dabei wird das Bleichmittel durch eine Art Pfropfen im Zahn zurückgehalten.

Zahninternes Bleichen sollte nur nach abgeschlossener Wurzelbehandlung und auch nicht öfter als viermal durchgeführt werden.

Mögliche Nebenwirkungen

Der Patient muss über Nebenwirkungen informiert werden. Häufigere Anwendungen können zu einer Schwächung der inneren Zahnstruktur und sogar zu Brüchigkeit und Kronenfraktur führen. Es besteht auch die Möglichkeit, dass es zu einer internen Resorption des Bleichmittels kommt.

Beim so genannten internen Bleichen (dem Bleichen eines abgestorbenen Zahns) muss mit Behandlungskosten von 100 bis 120 DM pro Zahn gerechnet werden. Auch diese Kosten müssen die Versicherten gesetzlicher Krankenkassen üblicherweise selbst tragen.

Veneers – zarte Verblendungen

Kein Privileg der Moviestars mehr

Veneers oder Verblendschalen nennen Zahnärzte die außerhalb des Mundes fragil wirkenden, fast transparenten Keramikschalen (von englisch to veneer = verblenden). Durch sie erhalten die sichtbaren Oberflächen der Zähne ein perfektes, fehlerfreies Aussehen.

Bei uns ist der Begriff relativ neu, doch gab es Veneers schon in den 1930er Jahren. Der amerikanische Zahnarzt Dr. Charles Pincus entwickelte die hauchdünnen Keramikschalen und verhalf so vor allem Filmstars während der Dreharbeiten zum begehrten Hollywoodsmile. Die wohl bekannteste Kundin war Marilyn Monroe. Die Schönheit war damals aber nur von kurzer Dauer, da die Befestigungstechnik noch nicht ausgereift war. Die mit Haftpulver präparierten Veneers hielten immer nur für Stunden.

Dank einer rasanten Fortentwicklung sowohl auf dem Gebiet der Qualität der Keramikmaterialien wie auch bei der Befestigungstechnik sind Veneers heute kein kurzfristiges Vergnügen mehr. Im Gegenteil, sie halten auf Jahre hinaus bombenfest – und nicht einmal den Biss in den grünen Apfel muss man sich damit verkneifen.

Störende Zahnlücken, abgebrochene oder stark verfärbte Zahnfronten können zuverlässig überdeckt werden. Dabei muss nicht, wie bei Kronen, ein gutes Stück des (gesunden) Zahns abgeschliffen werden, sondern es genügt eine leichte oberflächliche Anrauung. Veneers sind mehr als Kosmetik im herkömmlichen Sinn, denn mit Kosmetik kann man unansehnliche Zähne nicht dauerhaft überdecken.

Da verschätzt sich selbst so mancher Zahnarzt

Die fast transparenten Veneers wirken sehr echt. In vielen Fällen können sogar Zahnärzte nicht ohne nähere Prüfung natürlichen Zahnschmelz von einem guten Veneer unterscheiden. Und: Veneers sind derzeit der stabilste Teilzahnersatz und wegen des harten Materials nahezu ungefährdet durch Abrieb und Verfärbung. Das macht Veneers

> Bei den Veneers stehen erst seit Mitte der 1980er Jahre neue Klebetechniken zur Verfügung. Seither wird die Verblendschalentechnik sehr erfolgreich eingesetzt.

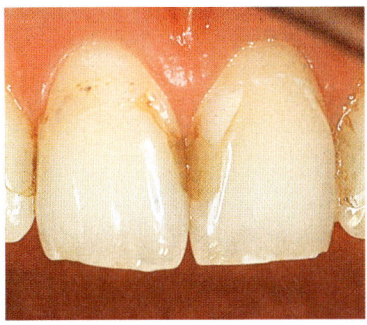
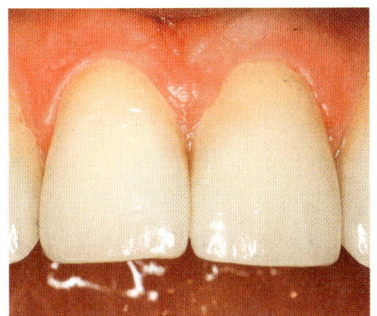
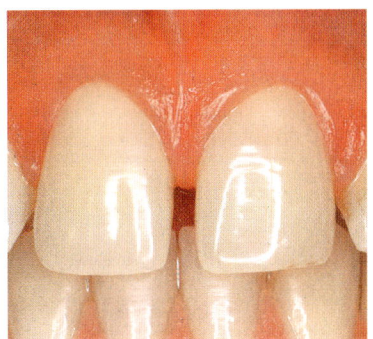
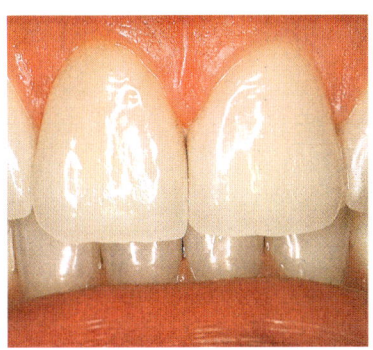

Große Kariesdefekte an den Schneidezähnen (oben links) werden idealerweise mit Veneers restauriert (oben rechts).
Auch ein so genanntes Diastema, also ein zu großer Zahnabstand (unten links), kann durch die Verblendschalen korrigiert werden (unten rechts).

optimal geeignet für den Frontzahnbereich, sie verschönern aber auch jeden anderen Zahn. Auch eine Lücke, wie man sie etwa häufig zwischen den mittleren oberen Schneidezähnen sieht, kann mit Veneers perfekt geschlossen werden.

Obwohl Veneers gegenüber herkömmlichen Überkronungen auch aus medizinischer Sicht Vorteile bieten (z. B. ihre Zahnfleischfreundlichkeit), werden die hauchdünnen Hartkeramikschalen derzeit meist aus ästhetischen Gründen eingesetzt. Dabei sind sie haltbarer und schöner als Kronen. Außerdem muss vor einer Überkronung der Zahn zu einem erheblichen Teil abgetragen werden, während für ein Veneer nur eine sehr dünne Schicht des Zahns geopfert wird. Es bleibt entsprechend mehr (gesunde) Zahnsubstanz erhalten.

Aus diesen Gründen sollte man seinen Zahnarzt ganz gezielt auf Veneers ansprechen, wenn man vor der Entscheidung einer Überkronung jedweden Zahns steht.

Keine Zahnrestauration ist derzeit so stabil und haltbar wie diejenige mit Veneers. Obwohl sie im unbefestigten Zustand durchaus zerbrechlich sind, entwickeln Veneers – einmal auf den Zahn aufgeklebt – eine enorme Stabilität sowie hohe Zug- und Biegefestigkeit.

Wann sind Veneers die erste Wahl?

▶ Bei Verfärbungen, die sich nicht durch Bleichen oder schon durch sehr oberflächliches Abschleifen beheben lassen, sind Veneers die erste Wahl.

▶ Auch bei devitalen (toten) Zähnen, die sich schon sehr stark verfärbt haben und die man auch nicht besonders häufig bleichen kann, kommen Veneers zum Einsatz.

▶ Die Keramikverblendungen sind des Weiteren hervorragend bei Absplitterungen vom Zahnschmelz geeignet.

▶ Zu große Zahnabstände (Diastema) und Zahnfehlstellungen – insbesondere im Frontbereich (etwa auch Defekte an den unteren Frontzähnen bzw. Engstellung der unteren Frontzähne) – lassen sich mit Veneers optimal ausgleichen.

▶ Veneers beanspruchen wenig Platz, so dass sie auch dann besonders zu empfehlen sind, wenn es für die Versorgung eines betroffenen Zahns zwischen zwei gesunden Zähnen eng wird.

Gerade bei Jugendlichen finden sich häufig Zahnfrakturen, die von Stürzen oder sportlichen Betätigungen herrühren. Solche abgesplitterten »Zahnecken« lassen sich mit Veneers hervorragend versorgen.

Vorteile von Veneers gegenüber Kronen

Sicher könnte man unansehnliche Zähne auch mit Vollkronen überdecken. Es sprechen allerdings eine Reihe von Vorteilen für die Verblendung.

▶ Zur Versorgung mit Veneers ist die notwendige Entfernung natürlicher Zahnsubstanz auf ein Minimum (etwa 0,5 bis 0,7 Millimeter) beschränkt.

▶ Kronen reizen oft das Zahnfleisch und lassen es auf Dauer zurückgehen. Veneers dagegen greifen das Zahnfleisch nicht an. Das bedeutet, auch die Gefahr, dass sich das Zahnfleisch zurückbildet oder Bakterien darunter eindringen und zu Entzündungen führen, ist weitaus geringer als bei Kronen.

▶ Die Prozedur des Einsetzens ist gegenüber Kronen viel angenehmer, die Gewöhnungszeit für den Patienten minimal.

▶ Veneers »tragen« nicht »auf«. Das Gesamtvolumen des restaurierten Zahns ist mit dem ursprünglichen identisch oder unterscheidet sich nur um etwa ein hundertstel Millimeter.

Wann sind Veneers nicht möglich?

▶ Wenn der Zahn in seiner Substanz schon zu stark geschädigt ist, sind Veneers nicht empfehlenswert.

▶ Auch bei Zähnen, die mehrmals mit Füllungen oder großen Inlays behandelt wurden, sollte man von Veneers absehen.

▶ Die Grenzen von Veneers hin zu einer Krone sind allerdings fließend: Auch bei starker Schädigung tut es vielleicht ein (großes) Veneer. Der Zahnarzt wird dann gemeinsam mit dem Patienten die Entscheidung gut abwägen.

▶ Eine Risikogruppe sind Patienten, die zu extrem hartem Aufeinanderbeißen, Bleistiftkauen oder nächtlichem Zähneknirschen (Bruxismus) neigen. Diese Angewohnheiten können die ansonsten hervorragende Haltbarkeit von Veneers beeinträchtigen und den finanziellen Aufwand infrage stellen.

Veneers – vollendete Präzisionsarbeit

Hat man sich in einem ausführlichen Beratungsgespräch mit dem Zahnarzt für Veneers entschieden, werden Röntgenaufnahmen und eine gründliche professionelle Zahnreinigung durchgeführt.

Im Dreiergespräch mit Zahnarzt und Zahntechniker entscheidet man sich für die gewünschte Zahnfarbe. Dabei sollte sich ein Einzelveneer im sichtbaren Bereich seinen natürlichen Nachbarzähnen farblich 100-prozentig anpassen. Die Nachbarzähne können vorab durch eine Bleichbehandlung (siehe Seite 42ff.) aufgehellt werden. Doch Vorsicht: Bei den natürlichen Zähnen halten der Bleicherfolg und damit der Weißton nur ein bis zwei Jahre an, ein Veneer dagegen dunkelt praktisch nicht nach. Die natürlichen Zähne sollten also regelmäßig alle ein bis zwei Jahre wieder nachgebleicht werden, damit der einheitliche Farbton der Frontzähne gewahrt bleibt.

Bei einer ganzen Zahnreihe mit Veneers darf man sich etwas kühner seinem »Wunschweiß« nähern. Von einem Ultraweiß ist aber, wie beim Bleichen, abzuraten, denn dieser Farbton wirkt unnatürlich und damit unschön.

Das Einsetzen von Veneers gehört zu den anspruchsvollen zahnärztlichen Tätigkeiten. Auch die Zahntechniker sind gefordert, Farbe, Form und individuelle Charakteristika optimal zu gestalten – Gründe für die relativ hohen Kosten von Veneers.

Kreativität ist gefragt

Den genauen Farbton von Veneers hinzubekommen ist gar nicht leicht. Die Keramikschälchen sollten einerseits lichtdurchlässig sein, um dem natürlichen Aussehen nahe zu kommen. Bei sehr starken Verfärbungen dürfen die dunklen Stellen aber natürlich nicht durchscheinen. Es liegt also im Geschick von Zahntechniker und Zahnarzt, genau die richtige Mischung zwischen Lichtdurchlässigkeit und Abdeckung zu finden. Die erforderliche Präzisionsarbeit macht ein gut Teil des finanziellen Aufwands aus.

Verlauf der Behandlung

▶ Wie bei jeder ästhetischen Behandlungsmaßnahme wird zunächst der Hygienestatus des Mundes überprüft. Auch unzuträgliche Gewohnheiten wie Fingernägelbeißen und Bleistiftkauen lassen sich an den Zähnen ablesen. Falls es Probleme gibt, werden diese besprochen. Anschließend werden die Zähne professionell gereinigt und auch von Zahnstein befreit.

▶ Für eine genaue Behandlungsplanung ist es erforderlich, einen kompletten Satz Röntgenaufnahmen zu erstellen. Auch eine Panoramaaufnahme vom gesamten Gebiss ist hilfreich. Versteckte Defekte werden so nicht erst dann entdeckt, wenn die eigentliche Behandlung bereits abgeschlossen ist.

▶ Als Grundlage für die Modellation der Veneers wird ein Abdruck des Gebisses genommen. Die gewünschten Veränderungen können dann an dem davon gewonnenen Gips-Wachs-Modell (Wax-up) geprobt werden. Die gründliche Vorbereitung ist für den Behandlungserfolg mindestens ebenso wichtig wie das eigentliche Einsetzen.

▶ Bei der ersten Sitzung bereitet der Zahnarzt die Zähne für das Einsetzen vor. Das Zahnfleisch wird zu besserer Sicht mit einem Faden etwas zurückgeschoben.

▶ Vom Schmelz an der Vorderseite des Zahns werden 0,5 bis 0,7 Millimeter abgeschliffen. Ringsum wird eine feine Rinne oder Hohlkehle zur Begrenzung des Veneers gelegt. Diese 0,5 Millimeter dünne Vertiefung liegt so nah wie möglich an den Rändern des Zahns, damit sie

Durch die Präzisionsarbeit wird ein Veneer relativ teuer: Mit Kosten ab 1600 bis 1800 DM pro Zahn muss gerechnet werden. Die gesetzlichen Krankenkassen übernehmen Teilbeträge. Erkundigen Sie sich vorher bei Ihrer Krankenkasse.

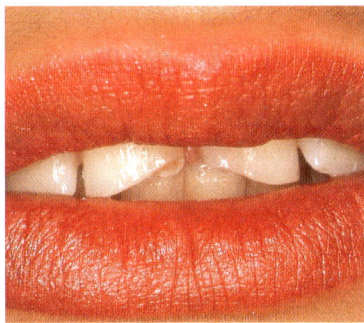
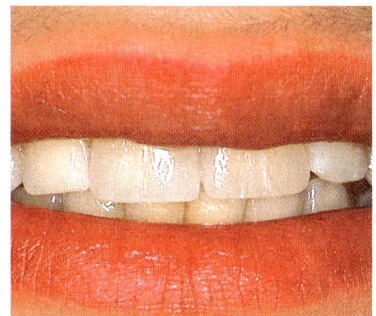
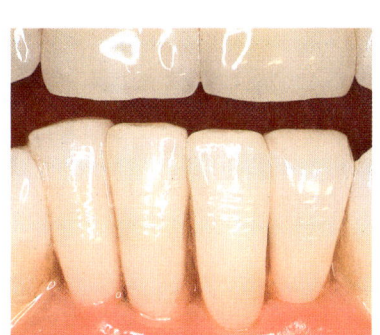

Angeschlagene Frontzähne (oben links) wurden mit vollkeramischen Veneers verblendet (oben rechts). Defekte an den unteren Frontzähnen (unten links) lassen sich – meist besser als mit Kronen – mit Veneers rekonstruieren (unten rechts).

später nicht sichtbar ist. Sie erleichtert das Einsetzen des Veneers und vermindert die Bruchgefahr der feinen Porzellanschale. Außerdem erübrigt sich dadurch, das Veneer selbst am Rand dünner zu machen, was die Handhabung zusätzlich erschweren würde.

▶ Die Schneidekante, die vom Veneer umfasst werden soll, wird ebenfalls um 1,0 bis 1,5 Millimeter gekürzt – es sei denn, der Zahn soll durch ein Veneer optisch verlängert werden. In diesem Fall wird die Schnittfläche nur leicht begradigt. Die abschließende Hohlkehle an der Rückseite des Zahns wird sanft auslaufend geschliffen.

▶ Weist der Zahn schon leichte Oberflächenschäden oder -unebenheiten auf, wird er bei dieser Gelegenheit unterfüttert. Starke Verfärbungen werden mit Zement abgedeckt, damit sie später nicht durchschimmern.

▶ Diese Präparation ist für den Patienten bei weitem nicht so unangenehm wie das Abschleifen eines Zahns für eine Überkronung. Trotz-

Für das ästhetische Ergebnis ist es wichtig, so zu arbeiten, dass die Präparationsränder versteckt sind. Für die Behandlung gilt generell, so viel Schmelz wie möglich zu erhalten.

dem wird meist örtlich betäubt, denn das hauchdünne Abschleifen ist Präzisionsarbeit, und jedes schmerzbedingte Zucken des Patienten muss vermieden werden.

▶ Insgesamt bleibt die präparierte Zahnoberfläche ganz leicht angeraut zurück, damit der Kleber später besser haftet. Es wird nochmals ein Abdruck gemacht und dieser zusammen mit den Modellen an das Labor geschickt. Der angeschliffene Zahn wird in der Zwischenzeit mit einem Provisorium versorgt. Meist wird dafür aus Kunststoff ein Pseudoveneer aufmodelliert, das dem Endzustand bisweilen schon recht nahe kommt.

▶ Ist das Veneer im Labor fertig gestellt, wird es zunächst anprobiert, damit Farbe und Form geprüft werden können. Kleine Farbabweichungen können durch die Farbwahl beim Befestigungszement ausgeglichen werden. Auch kleine Formkorrekturen sind durch Beschleifen nach dem Einsetzen möglich, ohne dass das Veneer noch einmal ins Labor zurückmuss. Bisweilen allerdings muss das Veneer nochmals im Labor form- oder farbkorrigiert werden.

Bei Veneers gibt es kein provisorisches Tragen, wie es bei einer Krone möglich ist. Die Entscheidung muss sofort getroffen werden. Aus diesem Grund ist die Anprobe sehr wichtig.

▶ Ist so weit alles wunschgemäß, wird sicherheitshalber wieder örtlich betäubt und das Zahnfleisch mit einem Faden etwas zurückgeschoben. Die Kunststoffprovisorien werden abgenommen, und die Zahnoberfläche wird etwas nachgeschliffen und gereinigt. Beide Klebeseiten, die Zahnoberfläche und die Innenseite des Veneers, werden mit Säure angeätzt, damit sie dem Kleber (Dentinadhäsiv) genügend Angriffsfläche bieten. Der Kleber wird auf beiden Seiten aufgebracht, das Veneer mit dem entsprechenden Zahnzement gefüllt und am Zahn befestigt. Mit Speziallampen mit extremer Lichtleistung wird der lichthärtende Zement einige Minuten lang angeleuchtet und so fest mit dem Zahn verbunden.

▶ Dann werden alle Zementreste beseitigt, und die Oberfläche wird gegebenenfalls nachgeglättet. Wenn vom Zusammenbeißen, Kauen und Sprechen her alles perfekt ist, ist die eigentliche Behandlung abgeschlossen.

Ein bis zwei Wochen nach dem Einsetzen des Veneers kontrolliert die Mundhygienikerin die Stelle nochmals auf eventuell verbliebene Zementreste, entfernt sie und poliert bei Bedarf nach.

Veneers – hart im Nehmen

Wer konsequent die Empfehlungen seines Zahnarzts oder seiner Mundhygienikerin beachtet, d.h. seine Veneers ebenso pfleglich wie seine natürlichen Zähne behandelt, wird sich um die Stabilität, die Haltbarkeit und ein perfektes Aussehen dieses modernen Teilzahnersatzes keine Sorgen machen müssen.

Fachlich perfekt hergestellte Veneers halten – obwohl nur 0,5 Millimeter dünn – allen normalen Belastungen stand. Muss ein Veneer wieder entfernt werden, bleibt aufgrund der stabilen Befestigung kein anderer Weg, als das Keramikschälchen abzuschleifen. Anschließend muss der Zahn allerdings wieder mit einem Veneer oder aber einer Krone versorgt werden.

Bei regelmäßigen Kontrollterminen in der Zahnarztpraxis – alle sechs Monate – wird immer wieder der spaltenfreie Sitz des Veneers überprüft. Solche Fugen könnten Bakterien Einlass bieten oder auf Dauer den Zement lockern. Ist dies der Fall, werden die Ränder sicherheitshalber nachversiegelt.

Pflegetipps für Veneers

Einige Pflegetipps sollten Sie beachten, wenn Sie Veneers tragen, denn alle Restaurationen verfärben sich schneller als die normalen Zähne.

▶ Benutzen Sie weiche Zahnbürsten und Zahnpasten, die nicht abscheuernd wirken.

▶ Die Zahnpasten sollten einen neutralen pH-Wert haben. (Saure pH-Werte greifen den Klebeverbund an.)

▶ Verwenden Sie keine chlorhexidinhaltigen Mundspülungen (Mundspülungen zur Plaqueentfernung).

▶ Stark säurehaltige oder verfärbende Nahrungsmittel und Naschereien sollten möglichst gemieden werden.

▶ Achten Sie darauf, dass Sie keine Medikamente nehmen, die eine längere Verweildauer im Mund haben.

▶ Fingernägelbeißen oder das Herumkauen auf Stiften sollten Sie sich vollständig abgewöhnen (Bruchgefahr!).

Wer auf säurehaltige und verfärbende Nahrungsmittel (Zitrusfrüchte, Rotwein etc.) nicht verzichten kann oder will, muss sich mit häufigeren Zahnarztbesuchen anfreunden, wenn er die Pracht seiner Veneers bewahren will.

Direkte Kunststofffüllungen

Direkte Füllungen werden unmittelbar am Zahn angebracht, ohne dass ein Zahntechniker im Labor das Stückchen Ersatzzahn herstellt. Lange Zeit gab es keine vernünftige Möglichkeit der zahnfarbenen direkten Füllungen. Wer darauf Wert legte, musste auf die indirekten Möglichkeiten wie Keramikveneers, Keramikinlays oder Keramikkronen ausweichen. Neben dem größeren finanziellen Aufwand störte dabei, dass für all diese Methoden mehr gesunde Zahnsubstanz geopfert werden musste als für direkte Füllungen.

Gewendet hat sich das Blatt erst mit der Entwicklung von Kunststoffen, die der Belastung als Zahnrestauration gewachsen waren, und den entsprechenden Klebetechniken (Adhäsiven), die dem Kunststoff am Zahn Halt geben.

> In den 1950er Jahren wurden die ersten Kompositfüllungen eingeführt. Mittlerweile haben sich die Kunststoffmaterialien zusammen mit den Klebstoffen so gut weiterentwickelt, dass sie in der Zahnkosmetik – vor allem seit den 1980er Jahren – eine immer größere Rolle spielen.

Stichwort »Adhäsiv«

Die Zukunft der restaurativen Zahnmedizin liegt in der adhäsiven Befestigung. Damit lassen sich sowohl direkte als auch indirekte Füllungen dauerhaft am Zahn befestigen. Vom noch gesunden Zahn muss nur eine minimale Schicht abgetragen werden – und gesunde Zahnsubstanz zu erhalten ist nicht nur das Beste für die Funktion des Zahns, sondern auch das Beste für die Schönheit des Zahns.

Bonding – für gutes Haften

Ein Adhäsiv ist eine Art Klebstoff, der die Oberflächen zweier Materialien zusammenhält oder verbindet. Dabei kann es zu einer chemischen Bindung auf atomarer oder molekularer Ebene oder zu einer mechanischen oder mikromechanischen Verzahnung kommen. Der in der Zahnmedizin dafür oft benutzte Begriff »Bonding« umfasst beide Haftmechanismen.

Bonding in der Zahnmedizin bedeutet, dass eine Kunststofffüllung mit dem Zahn (egal, ob Zahnbein oder Zahnschmelz) verbunden wird. Die »Klebefläche« Zahn wird vorab durch das Auftragen einer Säure aufgeraut, damit der Klebstoff besseren Halt findet. Dieses Anätzen des

Zahns spürt man nicht. Danach wird das Adhäsiv aufgetragen und die Kunststofffüllung bzw. das Veneer oder das Inlay eingebracht. In manchen Situationen wird vorsichtshalber vor Beginn der eigentlichen Behandlung ein Spanngummi (Kofferdam) über das Zahnfleisch um den Zahn gelegt, damit beim Ätzen der Klebeflächen auch bestimmt nichts passiert.

Die heutigen Adhäsive sind in ihrer Entwicklung ausgereift und erreichen ganz hervorragende Haftung und Haltbarkeit der Restaurationen. Deshalb wird heute in ästhetisch orientierten Zahnarztpraxen, wo immer es technisch möglich ist, mit Bonding gearbeitet.

Direkte Frontzahnfüllungen

Gerade an den Schneidezähnen springen auch kleinere Füllungen, fehlende Ecken oder nicht bleichbare Flecken ins Auge. Die ideale Lösung sind Kunststoff- oder richtiger gesagt Kompositfüllungen. Seit ihrer Einführung 1956 gewinnen sie gerade bei Frontzähnen von Jahr zu Jahr einen immer höheren Stellenwert. Wird eine solche Füllung vom Zahnarzt kunstvoll (»Kunst« kommt von »Können«) gelegt, kann sie (fast) jede Restaurationsform in ihrem natürlichen und ästhetischen Aussehen erreichen bzw. sogar übertreffen.

Was den Kunststofffüllungen im Seitenzahnbereich Grenzen setzt, gilt nicht für die Frontzähne: Sie sind beim Kauen nicht so starken Belastungen ausgesetzt wie die Backenzähne. Dem an den Frontzähnen entstehenden Druck sind die Komposite gewachsen. Bedenken bezüglich der Haltbarkeit bestehen deshalb nicht.

Eine Fülle von Anwendungsmöglichkeiten

Doch nicht nur Karieslöcher lassen sich mit Kompositen stopfen. Da die direkte Kunststofffüllung in den letzten Jahren in Zusammenklang mit der verbesserten Klebetechnik (siehe oben) sich als zahnerhaltende Methode etablieren konnte, hat sie wesentlich mehr Anwendungsmöglichkeiten, gerade auf dem Gebiet der ästhetischen Zahnmedizin, für sich erobert. Komposite gehören heute zu den wichtigsten Materialien in der ästhetischen Zahnmedizin.

Direkte Kunststofffüllungen an den Frontzähnen schonen nicht nur die gesunde Zahnsubstanz (weil weniger abgeschliffen werden muss als bei anderen Restaurationsarten), sondern auch den Geldbeutel: Sie sind deutlich kostengünstiger als andere zahnfarbene indirekte Füllungen.

▶ Ist beispielsweise die Ecke eines Schneidezahns bei einem Unfall abgeschlagen worden, kann sie mit Hilfe von Kompositen wieder »anmodelliert« werden.

▶ So genannte hypoplastische Zähne (Zähne, die im Vergleich zu ihren Nachbarn ungewöhnlich klein erscheinen) können durch einen Kompositaufbau vergrößert werden und passen sich damit der Regelmäßigkeit ihrer Umgebung an.

▶ Stehen die beiden mittleren Schneidezähne nicht nah beieinander, so dass eine unschöne Lücke entsteht, spricht der Zahnarzt von einem Diastema. Was bei Kindern frech aussieht, empfinden viele Erwachsene bei sich als unästhetisch. Direkt aufgebrachte Kunststoffveneers ermöglichen das Schließen dieser Lücke, ohne dass der (gesunde) Schneidezahn darunter leiden muss. Ebenso wie bei den im Labor hergestellten Keramikveneers (siehe Seite 52ff.) wird der Zahn nur ein wenig angeschliffen, der große gesunde Rest der Zahnsubstanz bleibt erhalten.

▶ Genauso lassen sich Verfärbungen im Zahninneren durch eine solche Überschichtung unsichtbar machen. Wo eine externe Bleichbehandlung (siehe Seite 42ff.) an ihre Grenzen stößt, kann ein direktes Kunststoffveneer den Zahn wieder ansehnlich machen.

Die Kunst des Zahnarzts ist gefragt

Komposite stehen in den verschiedensten Zahnfarben und Lichtdurchlässigkeiten zur Verfügung. Ein erfahrener Zahnarzt kann die Füllung in ihrer Erscheinung vollkommen dem restlichen Zahn angleichen.

Für dieses ehrgeizige Ziel wird der Zahnarzt vorab, wie bei allen ästhetischen Restaurationen, die Farbe des zu behandelnden Zahns und seiner Nachbarn anhand eines speziellen Farbrings bestimmen. Kein natürlicher Zahn ist auf seiner ganzen Fläche gleichfarbig. Beispielsweise sind die Ecken in der Regel etwas lichtdurchlässiger als der »Kern«. Um dem Erscheinungsbild eines natürlichen Zahns möglichst nahe zu kommen, trägt der Zahnarzt mehrere Schichten unterschiedlicher Farbgebung und Lichtdurchlässigkeit auf. Es bedarf künstleri-

Alle Kompositfüllungen müssen früher oder später erneuert werden. Die Lebensdauer hängt von mehreren Faktoren ab – u. a. von der Zusammensetzung des Speichels, der Bakterienbesiedlung der Mundhöhle, der Ernährung und der Zahnhygiene.

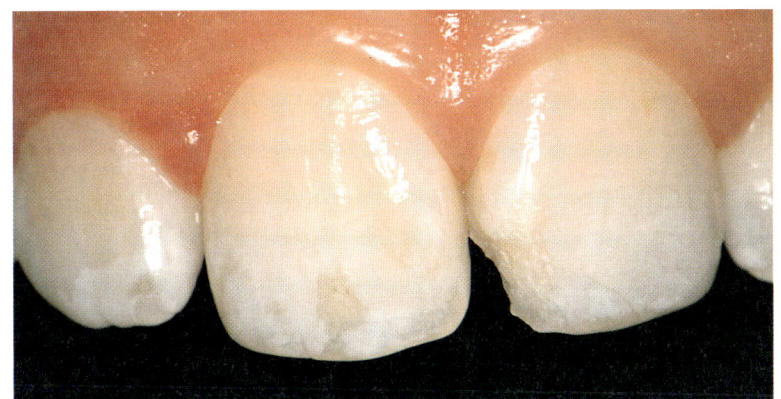

Vor und nach der Restauration mit Kompositen: Die Entwicklung von Kunst- und Klebstoffen erlaubt die Neumodellierung von abgebrochenen Zähnen. Diese Art der Füllung ist vom natürlichen Zahn kaum noch zu unterscheiden.

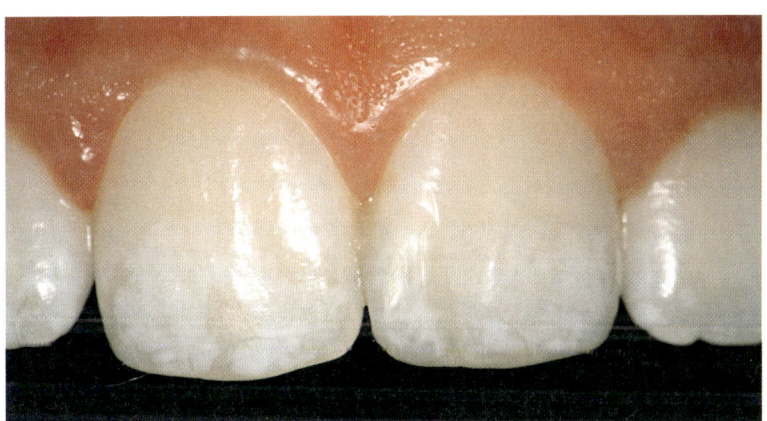

schen Talents, die Zusammensetzung und Abstufung genau zu treffen. Auch die Form eines natürlichen Zahns ist nicht absolut regelmäßig. Der Zahnarzt wird deshalb die aufgebrachte Füllung meist noch mit kleinen Feilen und Polierern nacharbeiten, um den natürlichen Eindruck zu vollen. Er orientiert sich dabei an den Nachbarzähnen, denn ein ästhetischer Eindruck entsteht nur, wenn eine gewisse Natürlichkeit gewährleistet ist.

Vor allem in Kombination mit einer Bleichbehandlung lassen sich mit direkten Kompositrestaurationen phantastische ästhetische Resultate erreichen. Auf diese Weise kann ein Lächeln vollkommen »runderneuert« werden.

Auch nach der Politur haben direkte Kompositfüllungen noch gewisse Defekte und sind an einigen Stellen porös. Deshalb wird die Oberfläche der Komposite versiegelt.

Kronen für die vorderen Zähne

Auf Zähne, Schneide- wie Backenzähne, wirken starke Biegekräfte (z. B. beim Kauen). Am stärksten wirken die Biegekräfte im Bereich der Zahnkrone, d. h., die physikalischen Anforderungen an Zahnrestaurationen, die die Zahnkrone bedecken, sind besonders hoch.

Es sind viele Materialien für die Überkronung von Zähnen ausprobiert worden. Leider waren die Ergebnisse ernüchternd. Ein Vergleich der Vor- und Nachteile fiel eindeutig zugunsten der traditionellen Materialien Metallkeramik, Keramik und Gold aus. Gold kommt für die vorderen Zahnreihen aus ästhetischen Gründen nicht infrage; deshalb werden hier nur die Metallkeramik und die Vollkeramik besprochen.

Schon Anfang des 20. Jahrhunderts wurden erstmals Vollkeramik-Jacketkronen entwickelt und eingesetzt. Seither gelten sie als das Nonplusultra der ästhetischen Zahnrestauration.

Metallkeramik – erste Wahl in Sachen Stabilität

Metallkeramisch verblendete Restaurationen halten lange und verändern ihr Äußeres im Lauf der Jahre praktisch nicht. Aus diesem Grund ist und bleibt Metallkeramik im Seitenzahnbereich das wichtigste Restaurationsmaterial für Kronen. Für die vorderen Zahnreihen dagegen genügt ihr Aussehen nicht den Ansprüchen an die Ästhetik. Hier ist die Vollkeramik haushoch überlegen. Das liegt am Metallkern bei der Metallkeramik: Er verhindert die leichte Lichtdurchlässigkeit, die den natürlichen Zahn auszeichnet. Da die Kaubelastung der vorderen Zähne nicht so extrem ist wie die der Seitenzähne, ist es auch meist hinsichtlich der Stabilität vertretbar, hier die Vollkeramik vorzuziehen.

Vollkeramik – rundum täuschend echt

Keramikmaterialien sind leider nicht so fest, wie es wünschenswert wäre. Das geht zulasten der Bruchfestigkeit, lange Jahre die Achillesferse der Vollkeramik. Zur Beseitigung dieser Schwachstelle wurden in den letzten Jahren zahlreiche Verfahren entwickelt und erprobt. Es gibt inzwischen verschiedene Lösungen, jede hat ihre eigenen Vor- und Nachteile. Die einen sind bruchfester, aber weniger schön, die anderen schöner, aber etwas anfälliger.

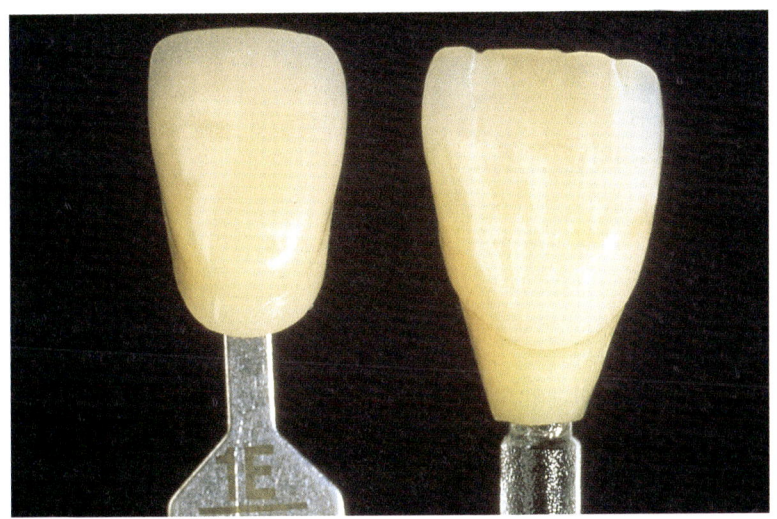

Praktisch wie natürliche Zähne: Kronen aus Vollkeramik befriedigen die ästhetischen Ansprüche – sind aber leider anfällig.

Vollkeramik – ja oder nein?

Es gibt Situationen, in denen Vollkeramiklösungen von vornherein nicht infrage kommen, beispielsweise:

▶ Wenn die Schichtstärke der Krone nach der Präparation nicht mindestens 1,5 Millimeter betragen kann

▶ Wenn der beschädigte (z. B. abgebrochene) Zahn nur einen sehr kurzen Stumpf hat

▶ Wenn der Patient nachts stark mit den Zähnen knirscht

Die Entscheidung, ob eine Vollkeramikkrone für die optimal ästhetische Frontzahnrestauration angezeigt ist oder nicht, sollte man letztlich dem »Zahnarzt seines Vertrauens« überlassen. Allerdings wird ein guter Zahnarzt auch in diesem Fall alles ausführlich mit dem Patienten besprechen und erklären. Und letztlich soll das Ergebnis nicht nur perfekt und ästhetisch aussehen, sondern auch eine angemessene Zeitspanne (zehn Jahre sind ein guter Durchschnitt) funktionieren.

Die Anforderungen an Zahnarzt und Zahntechniker in Bezug auf Vollkeramikkronen waren und sind hoch. Die Herstellungstechnik wurde mittlerweile zwar vervollkommnet, doch sind noch immer sehr viel Geschick und Erfahrung notwendig. Deshalb ist es wichtig, dass die Zahnarztpraxis mit einem wirklich guten Labor zusammenarbeitet.

Sprechen Sie das Thema »Labor« bewusst und ungeniert bei Ihrem Zahnarzt an. Ein gutes Labor wählt auch in Absprache mit dem Zahnarzt die für den entsprechenden Fall geeignetste Technik zur Herstellung der Vollkeramikkrone. Kronen kosten pro Zahn ab 1500 DM (Metallkeramik) und 1800 DM (Vollkeramik). Die gesetzlichen Krankenkassen erstatten einen prozentualen Anteil.

Zahnschmuck

Formschöne, weiße Zähne sind für die meisten Menschen schon Schmuck genug. Im Zuge der Körperschmuckwelle sind allerdings auch die Zähne mehr ins Blickfeld gerückt. Wo sich Piercing und Tattoos jegliches Körperteil erobert haben, blieben die Frontzähne (und manchmal auch die Backenzähne) nicht außen vor.

Am Beginn der Entwicklung standen die so genannten Rap Caps oder Rap Fronts: konfektionierte Kronen mit Verzierungen. Diese Kronen wurden wie ganz normale Kronen auf die Zähne aufgeklebt. Der Nachteil dieser Form des Zahnschmucks ist ganz eindeutig: Wie bei jeder Krone muss der natürliche Zahn bis auf einen Stumpf abgeschliffen werden. Wenn also der Zahn nicht ohnehin bereits weitgehend von der Karies zerstört ist, muss man für ein Rap Cap viel gesunde Zahnsubstanz opfern. Diese ist dann unwiederbringlich verloren. Da hauptsächlich junge Menschen sich für Zahnschmuck interessieren, wird diese Möglichkeit für die wenigsten infrage kommen. Ein seriöser Zahnarzt wird seinen Patienten dringend davon abraten. Überdies gibt es inzwischen Zahnschmuckmöglichkeiten, die die Zähne sehr viel weniger angreifen.

Dazzler – Zahngold der anderen Art

Ein Amerikaner hat die so genannten Dazzler entwickelt. Das sind aus Goldfolie geprägte Plättchen mit Spezialbeschichtung. Die verschiedensten Symbole stehen in Millimetergröße zur Verfügung. Die Bildchen werden vom Zahnarzt auf den Zahn aufgeklebt. Der Verbund zum Zahn ist sehr fest; die Dazzler gehen also bei normalem Gebrauch der Zähne nicht ab. Sie können aber jederzeit wieder entfernt werden, ohne dass der Zahn nennenswert geschädigt wird. Die Entscheidung für eine solche Art von Zahnschmuck ist also wesentlich weniger endgültig als der Entschluss, sich ein Rap Cap verpassen zu lassen.

Doch nicht nur Goldfolienmotive lassen sich am Zahn befestigen. Es werden auch echte und unechte Schmucksteine angeboten. Auf ihrer Rückseite ist eine ähnliche Spezialbeschichtung wie auf den Dazzlern

Die Kosten für das Anbringen von Zahnschmuck liegen zwischen 120 und 150 DM. Darin sind die Kosten für den Schmuck bereits enthalten. Wer sich einen echten Diamanten auf den Zahn kleben lassen möchte, muss natürlich etwas mehr hinlegen.

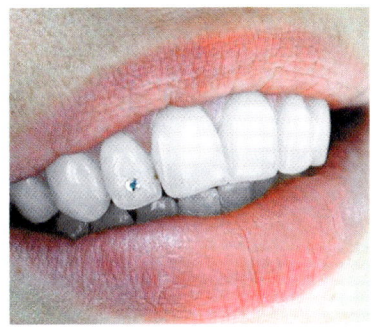 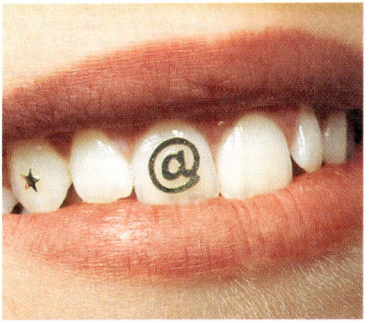

BrilliAnce-Schmucksteine sind in Kristallklar, Saphirblau und Rubinrot erhältlich (links). Bei den goldenen Dazzlern gibt es ganz unterschiedliche Motive (rechts).

aufgebracht, mit der sie auf die Zähne aufgeklebt werden können. Am beliebtesten sind die kristallklaren Modelle, die bei jedem Lächeln im Widerschein aufblitzen. Man kann sich aber auch saphirblaue oder rubinrote Steine auswählen.

Behandlungsverfahren

Am Anfang jeder kosmetischen Zahnbehandlung steht die professionelle Zahnreinigung. Das gilt auch für Zahnschmuck. Auf vergilbten, vor Zahnstein starrenden Zähnen sieht dieser Zierrat nicht gut aus.
▶ Die Stelle auf dem Zahn wird poliert und leicht angeätzt. Dieses Ätzen spürt man nicht, lediglich der Zahnschmelz wird etwas aufgeraut.
▶ Anschließend wird ein Tropfen lichthärtender Spezialklebstoff aufgebracht und das Schmuckstück eingesetzt.
▶ Ist die Platzierung richtig, wird der Zahn mit einer Lichthärtelampe angestrahlt. Der Klebstoff härtet aus, und der Zahnschmuck sitzt fest.

Entfernen

Ist man des Schmucks überdrüssig geworden, entfernt der Zahnarzt die Folie oder den Stein mit einem Spezialinstrument, mit dem er z. B. auch Zahnstein ablöst. Das Entfernen ist schmerzlos. Verbliebene Klebstoffreste werden durch Politur beseitigt. Die Stelle wird noch mit Fluoridgel bestrichen, damit sich der Zahnschmelz erholt. Anfälliger für Karies wird der Zahn dadurch nicht.

Die Welle der »Cosmodentics« hat unverhofft einer anderen Sparte der Zahnmedizin, die sich oft mit Jugendlichen befasst, Auftrieb gegeben: Seit fest sitzenden Zahnspangen ein gewisser Schmuckwert zuerkannt wird, haben es Kieferorthopäden wesentlich leichter, ihrer jungen Klientel die Zahnkorrektur schmackhaft zu machen. In den USA gibt es bereits farbige Accessoires für Zahnspangen.

Die Seitenzähne

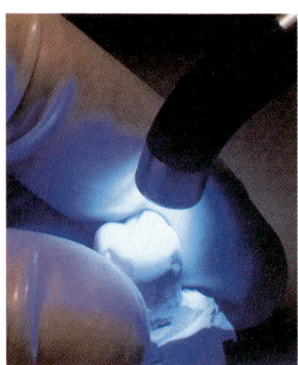

*Härtung eines Sofortinlays:
Es kann innerhalb von
20 Minuten in der Praxis
gefertigt werden.*

Da sich die Bedenken gegen Amalgam vermehren, greifen Zahnärzte mittlerweile häufiger zu so genannten Kompositfüllungen. Der Nachteil: Das Risiko, dass sich eine Karies unter der Füllung entwickelt, ist höher als bei Amalgamfüllungen.

Wie ein Schraubstock

Der Artist nimmt eine mit Kautschuk ummantelte Metallschelle in den Mund, an der ein Seil befestigt ist, und beißt zu. Fest wie ein Schraubstock halten seine Seitenzähne und seine Kaumuskulatur die Schelle. Dann ziehen ihn seine Partner hinauf in die Schwindel erregende Höhe der Zirkuskuppel, wo ihn die Kollegen dann herumwirbeln wie einen Mixquirl. Zu seinem eigenen Körpergewicht kommt das Drei- bis Fünffache an Fliehkräften hinzu. Diesen ungeheuren Druck können menschliche Seitenzähne aushalten.

Die Seitenzähne sind es, die tagtäglich die Nahrung zerkleinern, zermahlen – und bis zu einem gewissen Härtegrad (Brotrinden, Knorpel o. Ä.) ist diese Beanspruchung sogar gut für sie. Schaffen sie diese Aufgabe nicht mehr, weil sie schmerzen, zerstört sind oder gar fehlen, wird der Mensch krank. Besonders schnell treten Störungen im Verdauungstrakt auf.

Stabilität ist gefragt

Reparaturen und Restaurationen im Seitenzahnbereich stellen besonders hohe Ansprüche an Stabilität und statische Belastbarkeit. Amalgam- und Goldgussinlays einerseits und Metallkeramikkronen andererseits sind seit Jahrzehnten bewährte Lösungen. Und auch wenn das Thema »Amalgam« wissenschaftlich noch immer nicht ausdiskutiert ist – eins steht fest: Schön war Amalgam noch nie.

Früher wurde das von Karies befreite Loch mehr oder weniger automatisch mit Amalgam gefüllt – und fertig. Auch heute hat Amalgam als Material für eine einfache Füllung im Seitenzahnbereich durchaus noch seine Berechtigung. Für Amalgam spricht, dass es in seiner Haltbarkeit den Kompositen überlegen ist. Doch unabhängig von der noch nicht abgeschlossenen Diskussion um die gesundheitliche Verträglichkeit des silbrig grauschwarzen Amalgams bietet sich dem Patienten – speziell bei noch geringfügigem kariösen Befall – heute eine viel größere Auswahl. Auffällige dunkle Plomben an den Backenzähnen sind kein Muss mehr. Neben den herkömmlichen Füllungen bieten sich vor allem Inlays (außerhalb des Mundes hergestellte Füllungen eines Zahns) und Onlays (außerhalb des Mundes hergestellte aufliegende Füllungen der Kaufläche eines Zahns) unterschiedlicher Art an.

Gold im Mund

Gold ist das bewährteste Material für alle Inlays, Onlays und Teilkronen im Seitenzahnbereich. Doch es hat nun mal einen Nachteil: Es sieht nicht aus wie ein natürlicher Zahn. Deshalb ist es ratsam, in Zahnbereichen, die beim Lachen und Sprechen deutlich sichtbar sind, auf Keramik als Material auszuweichen. Das bedeutet, dass die vorderen Backenzähne und auch die unteren hinteren Backenzähne Kandidaten für eine Versorgung mit Keramik sind, während die oberen Backenzähne, die meist wenig sichtbar sind, sich für Goldrestaurationen aller Art anbieten.

Eine direkte Kunststofffüllung eines Seitenzahns kostet etwa 300 DM pro Füllung. Die Kosten für Kunststoff- und Amalgamfüllungen werden von den gesetzlichen Krankenkassen übernommen. Inlays sind dagegen um einiges teurer – sie werden nur teilweise von der gesetzlichen Krankenversicherung bezahlt. Goldinlays kosten ab 1100 DM pro Inlay.

Amalgam – wie gefährlich ist es?

Amalgam ist ein idealer Füllstoff für Zähne – doch es hat einen eminenten Nachteil: Es enthält Quecksilber. In den letzten Jahren ist es als »Giftstoff« in die Diskussion geraten.

▶ Amalgam ist eine Legierung aus Quecksilber, Zinn, Silber, Kupfer und Zink. Kritiker betrachten diese Legierung als »toxische Zeitbombe«, da vor allem das Quecksilber ausgast.

Amalgam wird über Haut und Schleimhäute aufgenommen und kann sich im Gewebe festsetzen.

▶ Der Streit geht hierbei um die Grenzwerte. Während die Krankenkassen und viele Zahnärzte auf niedrige Grenzwerte verweisen, sprechen ganzheitliche Mediziner von gesundheitlich schädlichen bzw. sogar Krebs erregenden Dosen.

Möglicherweise wird Schweden dasjenige Land sein, das als Erstes Amalgam für Zahnfüllungen verbieten wird.

Kriterien für das Material

Bei der Entscheidung für Gold, Keramik oder Kunststoff im Seitenzahnbereich spielt neben der Ästhetik auch die Funktion eine große Rolle. Dabei muss man bedenken, welche Aufgabe der betroffene Zahn beim Kauvorgang hat und wie stark die Belastung ist, die auf ihm ruht. Grundsätzlich gilt: Je weiter man in der Zahnreihe nach hinten kommt, umso höher sind die Kaukräfte und die Belastung. Bei Patienten, die sich unter einem hohen Leistungsdruck im beruflichen Alltag befinden, kann es deshalb vorkommen, dass große Keramikrestaurationen wegen Zähneknirschens an den Backenzähnen brechen.

Die Entscheidung, ob man Gold, Keramik oder Kunststoff verwendet, hängt deshalb ab von der Größe des Lochs, von der Stellung des Zahns im Mund und von den Kaukräften, die auf dem Zahn lasten. Diese sind von Patient zu Patient verschieden. Sind die Kaukräfte groß und ist die Restauration groß und befindet sie sich noch dazu im hinteren Teil des Mundes im Oberkiefer, so ist Gold der Keramik vorzuziehen. Bei einem vorderen Inlay, einer unteren Teilkrone oder Restaurationen bei einem vorderen Backenzahn dagegen eignet sich meist die Keramik hervorragend.

Schon im 19. Jahrhundert wurden Porzellaninlays angefertigt; zu Beginn des 20. Jahrhunderts gab es die ersten Jacketkronen aus Prozellan. Allerdings waren deren Passgenauigkeit und Befestigung nicht mit heutigen Standards zu vergleichen. Heute stehen ganz verschiedene zahnfarbene Materialien für Kronen und Inlays zur Verfügung: Gold, Keramik, Metallkeramik, Kunststoffmischungen, Glaskeramik, Glasionomerfüllungen u. a. – in gegossener oder gepresster Form.

Kronen

Wie schon beim Thema »Frontzähne« gesagt (siehe Seite 64f.), gibt es viele Materialien für die Überkronung von Zähnen. Wirklich sinnvoll sind allerdings meist nur Kronen aus Metallkeramik, Keramik und Gold. Gold kommt aus ästhetischen Gründen nur für »versteckte« Seitenzähne infrage, Vollkeramik nur aufgrund besonders günstiger Verhältnisse der Seitenzähne. Die Regelversorgung für die hoch belasteten Seitenzähne sind Kronen aus Metallkeramik. Ihre Vorteile:

▶ Gute Ästhetik (nahezu keine Farbveränderungen)
▶ Geringere Entfernung von Zahnsubstanz als bei Vollkeramik
▶ Sehr gute Passgenauigkeit des Metallgerüsts
▶ Gutes Kosten-Nutzen-Verhältnis (Haltbarkeit)

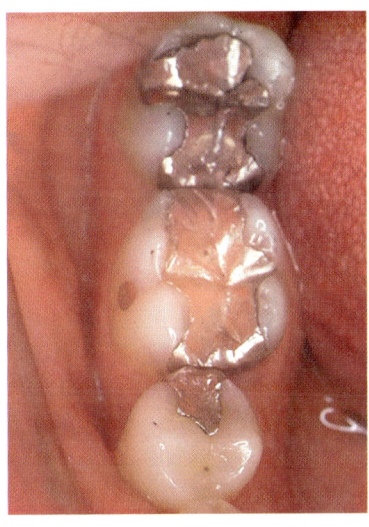 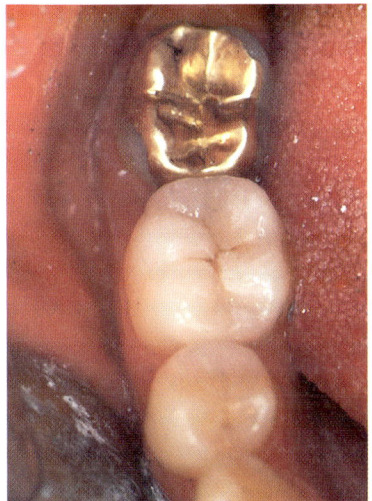

Die Amalgamfüllungen dieser drei Seitenzähne (links) wurden durch verschiedene Restaurationen erneuert. Das rechte Foto zeigt von oben nach unten: ein Goldonlay, ein Keramikonlay und – für den kleinsten Defekt – ein Kompositinlay.

Keramikinlays

Schon seit Jahrzehnten wird an der Technologie für Keramikinlays gearbeitet. Doch erst in den letzten Jahren ist es gelungen, ausreichend leistungsfähige »Klebstoffe« (Adhäsivtechnologie) zur Befestigung zu entwickeln. Erst dieser Fortschritt hat es möglich gemacht, dass passgenaue Keramikinlays in exakter Zahnfarbe auch den richtigen Halt finden, ja eine feste Verbindung mit dem Zahn eingehen und so eine bisher unerreicht hohe Haltbarkeit erzielen.

Zudem wurden parallel dazu die Keramikmassen und ihre Bearbeitungsverfahren spektakulär verbessert. Es gibt aktuell mehrere hochausgereifte gleichwertige vollkeramische Systeme (sowohl für Inlays als auch für Veneers oder Vollkeramikkronen und Zahnersatz), die alle ihre spezifischen Vor- und Nachteile haben. Welches für Ihr individuelles Zahnproblem das beste ist, können Ihnen Ihr Zahnarzt und sein Zahntechniker sagen.

Eine Einschränkung für Keramikinlays ist die Größe des Zahndefekts. Sind die verbliebenen Seitenwände sehr dünn, kann das Keramikinlay ihren Bruch bei großer Belastung nicht verhindern. In dieser Situation bleibt nur das Goldinlay bzw. die volle Überkronung.

Preislich ist das Keramikinlay, bezieht man den Materialpreis in die Rechnung mit ein, meist teurer als ein Goldinlay (und seine Lebensdauer ist geringer). Mit Kosten ab 1600 DM pro Keramikinlay ist zu rechnen.

Kunststoffinlays

Die Optik von Kunststoffinlays (Kompositinlays) übertrifft häufig noch die von Keramikinlays. Ihre Haltbarkeit hat zwar ebenfalls Fortschritte gemacht, doch sind sie noch nicht so abriebfest wie Gold oder Keramik. Eine Versorgung mit Kunststoffinlays ist preiswerter als Keramik und mit der einfachsten Technik aller zahnfarbenen Restaurationen zu lösen. Für die stabile Versorgung von großen Defekten – vor allem bei Backenzähnen – sind Kunststoffinlays allerdings nach wie vor nicht geeignet. Sie können die Qualität und Stabilität von Goldguss- oder Keramikinlays nicht ersetzen.

Kleine Defekte lassen sich dagegen gut mit einer direkten Kunststofffüllung versorgen. Dieses direkte Einbringen des Füllungsmaterials in das Loch erspart dem Patienten einiges an aufwändiger Prozedur: Es muss kein Abdruck genommen werden, und es fallen auch keine Laborkosten und keine zusätzlichen Sitzungen beim Zahnarzt zum Einpassen des Inlays an.

Kunststoffinlays fallen mit etwa 800 DM pro Inlay ins Gewicht. Erkundigen Sie sich bei Ihrer Krankenkasse, wie viel sie Ihnen von diesem Betrag erstattet.

Verlauf der Behandlung bei Inlays

▶ Zunächst wird der zu behandelnde Zahnbereich durch eine Gummimanschette (Kofferdam) abgedeckt. Dann werden alte Füllungen und anschließend kariöse Stellen restlos entfernt.

▶ Jetzt wird der Zahn mit einer Aufbau- und Unterfüllung versorgt. Dann beginnt die eigentliche Präparation für das künftige Inlay, d. h., es wird so ausgebohrt und gefeilt, dass das Inlay später optimal eingepasst werden kann. Wichtig ist vor allem, dass die Ränder außerhalb der Aufbaufüllung, also in gesunder Zahnsubstanz, verlaufen.

▶ Als Grundlage für die Modellation der Inlays oder Onlays wird ein Abdruck der Zähne genommen. (Meist genügt ein so genannter Quadrantenlöffel, es ist also kein kompletter Gebissabdruck nötig.) Um ein optimales Ergebnis zu erzielen, muss dem Labor ein perfekter Abdruck geliefert werden.

▶ Anschließend wird der Zahn (bzw. die Zähne) provisorisch mit Guttapercha und/oder Kunststoff versorgt.

▶ Bei der zweiten Sitzung wird (nach der Entfernung der provisorischen Füllung und der Reinigung des Zahns) das Inlay zunächst anprobiert und – falls passend – mit Zement eingesetzt.

Sofortinlays

Inlays können auch sofort in der Zahnarztpraxis hergestellt werden. Die Herstellung nach Abdruck dauert nur 20 Minuten; das Inlay kann noch in der gleichen Sitzung eingesetzt werden.

Computertechnik im Einsatz

Mit so genannten CAD-CAM-Systemen sind Computer in der Zahnmedizin im Kommen. Die zu behandelnden Zähne werden optisch erfasst; die Präparation wird auf dem Bildschirm dargestellt. Anschließend werden die Inlays computergestützt hergestellt.

Menschen mit Angst vor Abdrücken sei gesagt: Die Computertechnik wird in den nächsten Jahren sicherlich für weitere Bereiche der Zahnprothetik eingesetzt werden. Bis jetzt gilt allerdings: Nach wie vor sind genaue Abdrücke der präparierten Zähne eine Garantie für qualitativ hochwertigen Zahn(teil)ersatz. Und es ist fraglich, wie schnell Computer bzw. Maschinen das Kunsthandwerk der Zahntechniker ersetzen können.

Welches Inlay wann und wo?

Gold	Bei großen »Kratern« (z. B. nach mehrmals erneuerten Füllungen anderen Materials) in Seitenzähnen, deren Seitenwände möglichst hoch belastbar sein müssen, sind Goldgussinlays unübertroffen.
Keramik	Überall an Front- und Eckzähnen sind die heute schon sehr belastbaren verschiedenen Keramikinlays aus ästhetischer Sicht vorzuziehen. Sie versorgen aber auch kleinere Defekte bei Seitenzähnen »unsichtbar« – und das mit akzeptabler Haltbarkeit.
Kunststoff	Moderne Kunststoffe lassen sich der natürlichen Zahnfarbe gut anpassen und sind auch für Frontzähne geeignet. Wegen der geringeren Haltbarkeit sind sie allerdings nur für kleinere »Löchlein« von Interesse.

Das Zahnfleisch

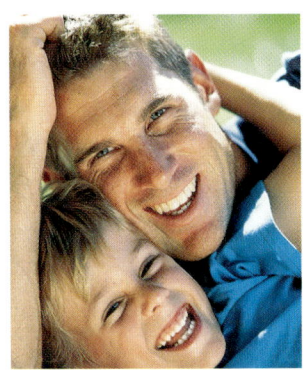

Bei kindlichen Milchzähnen noch normal: zu viel Zahnfleisch. Erwachsene sollten beim Lachen allerdings ein ausgewogenes Rot-Weiß-Verhältnis zeigen.

Rot-Weiß-Ästhetik

Mit der Schönheit ist es so eine Sache: Von jedem Bestandteil darf nicht zu viel und nicht zu wenig vorhanden sein. Das gilt nicht allein für die Zähne und die Lippen, auch der rote Anteil, das Zahnfleisch (Gingiva), trägt bei optimaler Proportion zu einem schönen Lächeln bei. Deshalb spricht man in der Zahnmedizin von der Rot-Weiß-Ästhetik. Ein Zuviel an Zahnfleisch, das die Zähne nur wie Stummel herausschauen lässt, ist ebenso unschön wie ein Zuwenig, in dem die Zähne kaum noch Halt zu finden scheinen. Beide Ungleichgewichte können ihren Träger in Depressionen stürzen. Doch bei beiden Problemen kann die ästhetische Zahnmedizin Abhilfe schaffen. In den letzten Jahren sind die verschiedenen Verfahren der ästhetischen Parodontalchirurgie (Zahnfleischchirurgie) wesentlich verfeinert worden.

Moderne Techniken für Schönheit und Gesundheit

Mit ästhetischer Parodontalchirurgie wird eine ganze Palette von Maßnahmen angesprochen, beispielsweise auch Knochenaufbau, Stimulation von Gewebewachstum, Entfernung von Wucherungen u. a. m.

Der Begriff »ästhetische Parodontalchirurgie« wurde erst vor etwa zehn Jahren geprägt. Gearbeitet wird auf dem Gebiet der Zahnfleischkorrektur jedoch schon viel länger. Dabei ist es oft nicht nur der ästhetische Aspekt, der im Mittelpunkt steht. Bei einem Zuviel an Zahnfleisch, wenn also die Zähne nicht ganz durchgebrochen sind, bestehen zwischen Zahn und Zahnfleisch tiefere Taschen. In diesen Taschen, in die die Zahnbürste nicht oder nur unvollständig hineinkommt, sammeln sich leicht Bakterien. Sie können zu einer schwer zu behandelnden Parodontitis führen. Es gibt also auch gesundheitliche Gründe für eine Korrektur des Zahnfleischs.

Moderne Techniken machen parodontalchirurgische Maßnahmen heute fast ausnahmslos zu harmlosen, ambulanten Eingriffen. Sie zeigen schon nach sehr kurzer Frist sichtbare Erfolge, auch weil Wunden innerhalb des Mundes sehr schnell abheilen. Schmerzen treten nur in geringem Maß in den ersten zwei Tagen auf. Den Zähnen schaden diese Prozeduren nicht, ganz im Gegenteil: Sind freiliegende Zahnhälse bedeckt worden, sind sie wieder besser vor äußeren Einflüssen geschützt. Sind Zahnfleischtaschen entfernt worden, sinkt das Risiko einer Parodontose.

Basis für die ästhetische Parodontalchirurgie ist, wie für jede sinnvolle ästhetische Maßnahme, die gesunde Ausgangssituation. Entzündetes Zahnfleisch muss vorher geheilt sein. Gründliche Mundhygiene zu Hause und regelmäßige professionelle Mundhygiene lassen es auf Dauer nicht mehr dazu kommen. Jetzt ist der richtige Zeitpunkt, einem Zuviel oder Zuwenig an Zahnfleisch zu Leibe zu rücken.

Zu wenig Zahnfleisch

Die häufigste Aufgabe der Parodontalchirurgie ist es, den Verlust an geschwundenem Zahnfleisch zu ersetzen. Einzelne oder mehrere freiliegende Zahnhälse und Wurzeloberflächen sollen wieder natürlich bedeckt werden.

Ein Zuwenig an Zahnfleisch gerade an einzelnen Stellen rührt meist von äußeren Einflüssen her. Ganz häufig ist eine falsche Zahnputztechnik oder wiederholte Zahnfleischentzündung die Ursache. Das so verlorene Zahnfleisch wächst nicht mehr nach – es bleiben unschöne Scharten zurück. Diese Scharten kann der versierte Zahnarzt bedecken. Zur Wahl stehen dabei zwei »Materialien«: eigenes Zahnfleisch des Patienten oder spezielle Membranen.

▶ Eigenes Zahnfleisch des Patienten wird entweder an nicht sichtbarer Stelle entnommen und angenäht, oder das Zahnfleisch oberhalb der Fehlstelle wird eingeschnitten, etwas gedehnt und nach unten gezogen und dort angenäht.

▶ Speziell entwickelte Membranen zur »gesteuerten Geweberegeneration« sind Häutchen aus besonderem Gewebe und werden als Unterstützung eingebracht. Sie können nach dem Einwachsen das Zahnfleisch optisch und von der Funktion her vollkommen ersetzen.

Ideale Zahn-Zahnfleisch-Verhältnisse: Der Zahnfleischverlauf an den mittleren Schneidezähnen sollte symmetrisch sein, der Verlauf an den beiden vorderen Zähnen liegt einen Millimeter höher. Beim Lachen sollte ein wenig Zahnfleisch sichtbar sein; der Verlauf harmoniert mit der Lachlinie der Oberlippe.

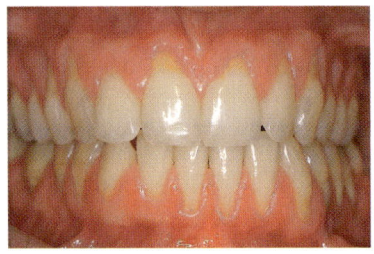 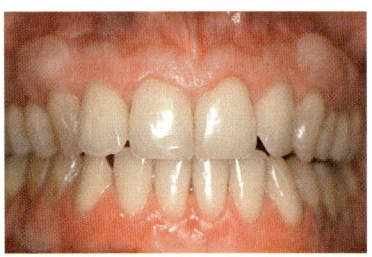

Zu wenig Zahnfleisch (links) wurde chirurgisch korrigiert. Sechs Wochen nach dem Eingriff sind die Wurzeloberflächen der Zähne bereits mit Zahnfleisch bedeckt (rechts).

Zahnfleisch hat so gute regenerative Fähigkeiten, dass die Gewebestückchen bzw. die Membranen in kürzester Zeit anwachsen. Und sind sie erst einmal fest mit ihrer Umgebung vereint, halten sie so gut wie eigenes Zahnfleisch. Welches Material auch gewählt wird: Der Erfolg ist meist schon nach vier Wochen perfekt.

Enorm wichtig – die weitere Pflege

Nach einer solchen Operation muss der Patient bei seiner täglichen Zahnpflege verständlicherweise sehr vorsichtig sein.

▶ Er darf ca. zwei Wochen die betroffene Stelle überhaupt nicht putzen, sondern nur mit einer antiseptischen Lösung spülen. Der Zahnarzt verschreibt für diese Zeit eine chlorhexidinhaltige Spülung. Nach zwei Wochen werden alle nicht resorbierbaren (nicht selbstauflösenden) Fäden entfernt.

▶ Das Transplantat sollte zwei weitere Wochen noch nicht mit der Bürste berührt werden und danach mit einer weichen Zahnbürste sanft gereinigt werden.

▶ Bei einer Wurzelbedeckung mit einer Membran erhöht sich diese Zeit auf sechs bis acht Wochen.

Pflegen Sie Ihre Zähne nach einem parodontalchirurgischen Eingriff richtig. Optimal ist eine ergänzende wöchentliche sanfte professionelle Zahnreinigung.

Wenn das Zuwenig an Zahnfleisch durch eine falsche Zahnputztechnik entstanden ist, d. h. das Zahnfleisch regelrecht weggeschrubbt wurde, ist es besser, nicht mehr zur (manuellen) Zahnbürste zu greifen. Kaum etwas ist schwerer zu verändern als eine jahrelang falsch eingeübte Putzbewegung. Man sollte dann eine elektrische Zahnbürste benützen, die nicht weniger effektiv ist als das Putzen von Hand (vorausgesetzt, man gibt ihr genauso viel Zeit).

Zu viel Zahnfleisch

Der angelsächsische Sprachraum nennt es treffend Gummysmile (»Gummilächeln«): Das bedeutet, der Lachende zeigt zu viel Zahnfleisch – das Rot überwiegt und lässt die Zähne kurz, zu kurz wirken. Dieses Zuviel an Zahnfleisch ist meist angeboren.

In seltenen Fällen führt die kontinuierliche Einnahme bestimmter Medikamente (Cyclosporin, Phenytoin, Nifedipin) zu Wucherungen des Zahnfleischs. Ist dies der Fall und können die entsprechenden Medikamente aus wichtigen Gründen nicht weggelassen werden (das Zahnfleisch geht meist von selbst zurück, wenn die Substanz nicht mehr eingenommen wird), kann die ästhetische Parodontalchirurgie zumindest das Ausmaß der Wucherungen wieder auf ein normales Maß reduzieren.

Auch die Entfernung von überflüssigem Zahnfleisch ist ein erprobtes Verfahren. Bei der so genannten Kronenverlängerung wird den Zähnen praktisch zu ihrer normalen Kronenlänge verholfen, indem das überschießende Zahnfleisch abgetragen wird. Von der Schmelz-Zement-Grenze bis zur Schneidekante sollten die Kronen der Frontzähne mindestens elf Millimeter lang sein.

Pflege muss sein

Für die Zeit danach gilt Ähnliches wie für die Nachsorge nach der Operation bei zu wenig Zahnfleisch: Erst erfolgt nur die Belagsentfernung mit Hilfe von chlorhexidinhaltiger Mundspülung, nach zwei bis vier Wochen greift man wieder zum sanften Zahnbürsteneinsatz.

Die Kosten für Zahnfleischkorrekturen belaufen sich bei zu viel Zahnfleisch auf ca. 500 bis 600 DM pro Zahn, bei zu wenig Zahnfleisch auf ca. 700 bis 800 DM pro Zahn. Je nach individueller Situation ist auch mit Mehrkosten zu rechnen.

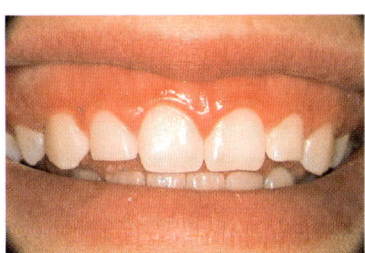 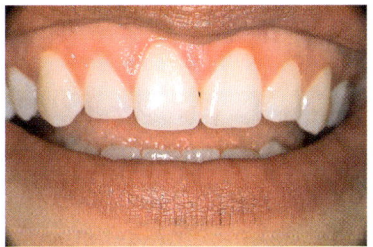

Zu viel Zahnfleisch (links) wird verringert; der Knochen wird freigelegt, und die Zahnkronen werden verlängert. Bereits nach zwei Wochen kann die Patientin so lächeln (rechts).

Zahnersatz

Die »Dritten«

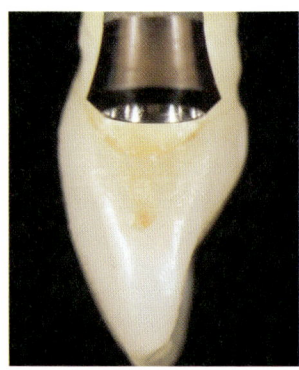

Alle reden von den »Dritten«, wir auch, hier und jetzt – aber ohne Panik. Aus zahnmedizinischer Sicht ist der Ersatz fehlender Zähne kein Luxus und schon gar nicht eine ästhetisch motivierte Kosmetik. Das menschliche Gebiss ist eine Einheit. Jeder Fehler und jedes fehlende Glied in dieser Einheit der Kauwerkzeuge hat Auswirkungen auf die Gesamtfunktion und die Allgemeingesundheit. Dass Zahnlücken hässlich sind, ist müßig zu erwähnen. Aber sie bringen auf längere Sicht auch andere Zähne »aus dem Gleichgewicht«, führen zu Fehlbelastungen im Gebiss. Das wiederum hat Einfluss auf die Beiß- und Kaueigenschaften und damit auf die Verdauung. Fehlbelastungen können Ursache für Schmerzen in den Kiefergelenken, Muskelschmerzen und nicht selten auch für Migräne sein.

Wichtig bei allen prothetischen Eingriffen: Die ursprüngliche Physiognomie des Gesichts sollte erhalten bleiben. Schlecht gemachte Gebissteile verändern das Aussehen und bisweilen auch die Aussprache.

Individuelle Lösungen finden

Wie bei fast allen Problemen gibt es mehrere Lösungen, je nach Ausgangslage und Anspruch. Um die Funktionsfähigkeit des Gebisses als Kauorgan wiederherzustellen, ist herausnehmbarer Zahnersatz oft ausreichend, zweckmäßig und wirtschaftlich. An diesen Kriterien orientieren sich die Krankenkassen bezüglich ihrer Kostenbeteiligung. Und es gibt auch auf diesem Gebiet heute schon um ein Vielfaches befriedigendere Lösungen als noch vor wenigen Jahren. Die optimale zahnmedizinische Versorgung aber, die höchste Ansprüche an Tragekomfort und Ästhetik erfüllt, ist eine fest sitzende Prothetik – eine Brücke, wie man gemeinhin sagt.

Die neueste Entwicklung auf diesem Gebiet ist die Kombination aus fest sitzender Unterlage und abnehmbarem Gebiss, also implantierten »Pfeilern« und einer »klassischen« herausnehmbaren Prothese. Das bietet nicht nur Vorteile beim Halt der Zahnprothese im Kiefer, sondern vor allem auch bei der Reinigung sowohl des Kiefers als auch des Gebisses.

Die Entwicklung in der prothetischen Zahnheilkunde der letzten Jahre macht es möglich: Für jeden Patienten gibt es, individuell auf seine Zahnproblematik abgestimmt und seinen persönlichen ästhetischen Wünschen entsprechend, meist mehrere unterschiedliche Versorgungsmöglichkeiten durch Brücken. Anhand von Modellbildern kann das letztendliche Aussehen am Patienten demonstriert werden.

Eins haben alle Lösungsvorschläge bei guter, professioneller Ausführung gemeinsam: Ob Sie lächeln, lachen oder brüllen – von außen sieht oder bemerkt Ihr Gegenüber nichts von Ihren »Dritten«.

Brücken

Müssen nicht alle Zähne eines Kiefers ersetzt werden, sind Teilprothesen in Form von Brücken die beste Wahl. Sie gewinnen Halt, indem sie auf die eine oder andere Art an noch vorhandenen natürlichen Zähnen befestigt werden. Die klassische Form der Brücke wird durch Klammern an den Nachbarzähnen befestigt. Diese Befestigungsform hat sowohl funktionelle als auch ästhetische Nachteile: Sie verursacht oftmals Trageprobleme. Häufig blitzen die metallenen Klammern beim Lächeln oder Sprechen auf und geben die »Dritten« als solche zu erkennen. Stehen weitere Zähne zum Ersatz an, muss man eine völlig neue Brücke anfertigen. Besser sind die in den letzten Jahren entwickelten Brückenalternativen ohne Klammern.

Teilprothesen ohne Klammern

Hoher Tragekomfort, bessere Ästhetik, weniger Zahnfleischreizung, bessere Statik und auch problemlose Erweiterungsmöglichkeit bieten Teleskop- oder Konuskronen, Geschiebe- oder Druckknopfanker. Das sind Verbindungselemente, mit denen auch klammerlose Teilprothesen verwirklicht werden. Die natürlichen Zähne, die als »Brückenpfei-

Eine wenig haltbare Unterkieferprothese aus Flusspferdbein, wie sie noch George Washington trug, muss heute nicht mehr sein. Mittlerweile sind auch bei zahnlosem Oberkiefer dank der Implantattechnik Brückenlösungen möglich.

ler« Halt geben sollen, werden beschliffen und mit Kronen versorgt. Diese Kronen sind so konstruiert, dass sie gleichzeitig Ausgangs- und Verankerungspunkt der Brücke für die zu ersetzenden Zähne sind.

Die abnehmbare Brücke

Tragekomfort, Ästhetik und gute Pflegemöglichkeit der Einzelzähne zeichnen die abnehmbare Brücke aus. Auch dabei werden noch vorhandene Zähne mit Teleskop- oder Konuskronen versorgt. Über diese stabilen Pfeiler wird eine Brücke konstruiert, die die fehlenden Zähne ersetzt. Der Vorteil: Bei dieser aufwändigen (und daher relativ teuren) Lösung bedarf es keiner – meist als unangenehm empfundenen – Gaumenplatte.

Die Klebebrücke

Der Vorteil der Klebebrücke: Sollte sich nach Jahren die Brücke lösen, kann sie nach entsprechender Säuberung der Pfeilerzähne erneut eingeklebt werden.

Wenn die benachbarten Pfeilerzähne noch gesund und ohne Füllungen sind, empfiehlt sich aus ästhetischen Gründen immer (und nicht nur bei jugendlichen Patienten und Kindern) eine Klebebrücke. Im Gegensatz zu den Lösungen mit Teleskop- oder Konuskronen muss nur wenig Zahnschmelz von der Oberfläche der Nachbarzähne abgeschliffen werden, was die noch gesunden Zähne schont. An diese abgeschliffenen Stellen wird dann die eigentliche Brücke angeklebt. Ermöglicht wird diese zahnerhaltende Brückenlösung durch die schon mehrfach angesprochenen enormen Fortschritte in der Klebe- oder Adhäsivtechnik der letzten Jahre. Die Adhäsivtechniken sind mittlerweile so ausgereift, dass die Klebebrücke durch die normalen Kauvorgänge nicht gelockert wird.

Implantate

Wenn einer oder mehrere Zähne im Front- oder Seitenbereich unrettbar verloren sind (was bei der Anwendung und der Einhaltung moderner Mundhygieneregeln schon in der Generation der heute 20- bis

25-Jährigen, außer unfallbedingt, gar nicht mehr vorkommen sollte), steht der Patient zunächst vor der Frage »Herausnehmbarer oder fest sitzender Zahnersatz?«.

Prüfstein »Granny Smith«

Egal, ob ein Zahn, mehrere oder alle Zähne eines Kiefers verloren gegangen sind: Mit Implantatlösungen lassen sich all diese Situationen funktionell und ästhetisch gut lösen. Wenn Sie auch in Zukunft kraftvoll zubeißen wollen (den knackig festen Apfel der berühmten tasmanischen Omi kennt jeder aus der Fernsehwerbung), bietet sich ein Zahnimplantat an. Auch wenn durch optimierte Kiefer- und Gaumenanpassung und ständig verbesserte Haftcremeprodukte Fortschritte zu verzeichnen sind: 100-prozentig fest wie die natürlichen Zähne sitzen Teil- oder Vollprothesen nie.

Das Problem lässt sich durch implantierten Zahnersatz vermeiden. Implantate als Zahnersatz haben sich im Lauf der letzten 15 Jahre etabliert. Sie sind fester Bestandteil der modernen restaurativen Zahnmedizin geworden, sind vieltausendfach erprobt und bewährt. Auch zunächst skeptische Zahnärzte sind inzwischen überzeugt, dass die Vorteile das Risiko der »Fremdkörpereinpflanzung« aufwiegen.

Verträgliche »Dritte«

Für das Gesamtsystem Mundhöhle ist ein Implantat nach neuesten Studien sogar besser als eine Teil- oder Vollprothese, weil die Belastung beim Kauen sowohl in Bezug auf den Kieferknochen der Implantatseite als auch in Bezug auf Zähne und Kieferknochen der Nichtimplantatseite dem natürlichen Zustand näher kommt als bei Prothesen. Sowohl Zähne als auch Kieferknochen sind nämlich keine statischen Gebilde, sondern biologische Konstruktionen, die sich in ständigem Ab- und Aufbau befinden. Werden sie zu viel oder zu wenig oder in einer falschen Richtung belastet, gerät dieses Gefüge aus dem Gleichgewicht: Gegenüberliegende bzw. Nachbarzähne verschieben sich, und Kieferknochen baut sich ab. Der natürliche Zustand bleibt bei Implantatträgern eindeutig häufiger erhalten als bei Prothesenträgern.

Implantate zahlen die gesetzlichen Krankenkassen normalerweise nicht. Pro Implantat ohne Suprakonstruktion ist mit Kosten ab 2000 DM pro (fehlendem) Zahn zu rechnen. Je nach individueller Situation kann dieser Zahnersatz allerdings auch um einiges teurer werden.

Pfeiler aus Titan

Implantatbasis ist ein Pfeiler aus Titan, der in den Kieferknochen hineingepflanzt wird. Titan hat in Langzeitexperimenten seine optimalen biologischen und mechanischen Eigenschaften bewiesen, d.h., es wird von der natürlichen Knochensubstanz ausgezeichnet angenommen und integriert, aber nicht angegriffen – ein Vorgang, der als Osseointegration bezeichnet wird. Titan bleibt über Jahre hinweg im Körper unverändert stabil, löst keine Entzündung aus und wird auch nicht absorbiert.

Verlauf der Behandlung

▶ Das Einsetzen des Implantatpfeilers kann ambulant unter örtlicher Betäubung erfolgen.

▶ Das Zähneputzen in der operierten Region wird in den nächsten Tagen durch chemische Belagsbekämpfung ersetzt, bis allmählich wieder die Zahnbürste sanft zum Einsatz kommt. Zahnarzt und Helferin geben dazu genaue Instruktionen.

▶ Während der Einheilphase von ca. drei Monaten wird der Titanpfeiler vom heilenden Knochen fest umschlossen (Osseointegration).

▶ Nach etwa acht bis zehn Wochen wird das Implantat freigelegt und das Zahnfleisch korrigiert. Es wird so eine Weichteilkontur geschaffen, die sowohl einen optimalen Gewebetrichter für das Implantat selbst ergibt als auch später den Kunstzahn gut mit Zahnfleisch »überdecken« wird.

▶ Anschließend kann der künstliche Zahn aus Keramik aufgeschraubt werden.

▶ In manchen Fällen kann mit Hilfe eines Sofortimplantats der Zahnersatz auch gleich angebracht werden. Das erspart dem Patienten die Zeit mit der Zahnlücke.

Ist der Keramikzahn aufgeschraubt, ist das Implantat nicht mehr von den natürlichen Zähnen zu unterscheiden. Nur im Röntgenbild wird die eingesetzte »Schraube« sichtbar. Selbst der Fachmann erkennt ein Implantat nicht auf den ersten Blick.

Wer zu einem neuen Zahnarzt geht, egal, ob zur Kontrolle, zur Mundhygiene oder zur Behandlung, sollte sein Gegenüber auf den besonderen Zahnersatz aufmerksam machen, damit Zahnarzt und Mundhygienikerin den entsprechenden Umgang damit pflegen.

Wann ein Implantat?

Prinzipiell kann jeder verloren gegangene Zahn durch ein Implantat ersetzt werden. Auch eine ganze Reihe verloren gegangener Zähne kann mit implantatgetragenen Brücken versorgt werden. Dies bietet sich vor allem an, wenn bei einer konventionellen Brückenversorgung die Pfeilerverteilung ungünstig ist, etwa weil die zu überkronenden Zähne zu weit auseinander liegen. Ebenso kann eine implantatgetragene Vollprothese hergestellt werden. Voraussetzungen für Implantate sind allerdings immer: ein ausreichend großer und fester Kieferknochen und die Bereitschaft des Patienten, am Erfolg mitzuarbeiten.

Nicht nur die Kaufunktion ist bei Implantaten optimal, sondern auch die Ästhetik spielt eine zunehmend wichtigere Rolle.

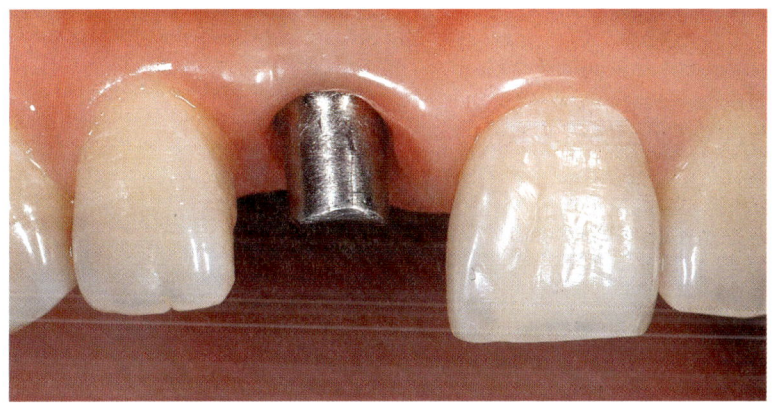

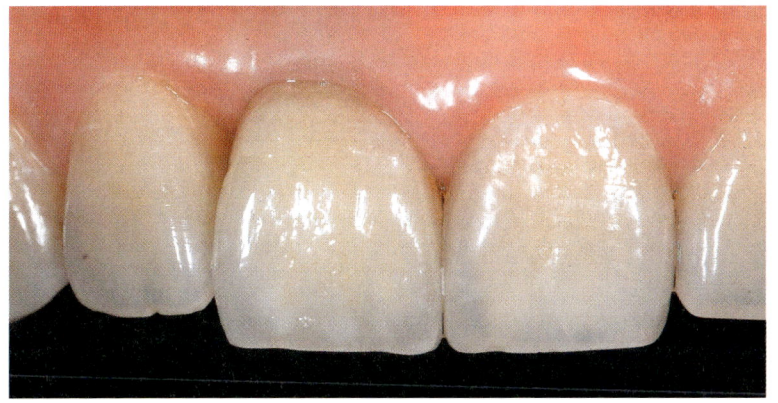

Implantologie: Auf den Titanstift (oben) wird der künstliche Zahn aufgeschraubt (unten).

Möglichkeiten für die »Dritten«

Zahnersatzlösungen sollten für ihre Träger eine optimale Versorgung darstellen – sowohl in Bezug auf die Kaufunktion als auch in Bezug auf die Ästhetik. Hauptsächlich bieten sich die folgenden Lösungen an.

▶ Abnehmbare Brücke: Sie wird über Teleskop- und Konuskronen befestigt. Sie ist also nur möglich, wenn noch Zähne vorhanden sind.
Vorteile: braucht keine Gaumenplatte; kann relativ leicht gereinigt werden.

▶ Klebebrücke: Sie wird ganz einfach an die als Pfeiler dienenden Nachbarzähne angeklebt.

Vorteile: Nachbarzähne müssen nicht ab-, sondern nur angeschliffen werden; kann bei Ablösung relativ leicht durch eine neue Brücke ersetzt werden.

▶ Einzelimplantat: Der künstliche Zahn wird auf einen in den Kiefer implantierten Titanstift aufgeschraubt.
Vorteile: Die umliegenden Zähne müssen nicht für eine Brücke überkront werden.

▶ Implantatgetragene Brücke und Oberkieferprothese: Dabei werden Implantate als Pfeiler im Kiefer verankert.
Vorteile: bessere Haltbarkeit, bessere Kaufunktion und bessere Ästhetik.

Nach einer Langzeitstudie von 1997 waren – nach acht Jahren Tragezeit – bei ca. 97 Prozent der Patienten die Implantate intakt.

Wer es schon vorher mit dem Zähneputzen nicht so genau genommen hat, bei dem wird der Zahnarzt zu Recht zögern, eine Implantatlösung vorzuschlagen. Der Grund dafür ist, dass es weder für den Patienten noch für den behandelnden Zahnarzt eine große Freude ist, ein vor wenigen Monaten oder Jahren eingesetztes Implantat wieder entfernen zu müssen, nur weil die mangelnde Mundhygiene des Patienten zu wiederholten Entzündungen am Implantat geführt hat und dieser Zustand chronisch geworden ist.

Stabilisierung der Knochensubstanz

In den letzten Jahren ist die physische Voraussetzung für ein Implantat – großer und fester Kieferknochen – allerdings relativiert worden: Ist kein ausreichender und fester Kieferknochen vorhanden, kann in manchen Fällen die Knochensubstanz wieder aufgebaut werden. Dabei wird Knochenersatzmaterial in die entsprechende Stelle eingebracht. Dieses Ersatzmaterial bietet das Gerüst, an dem sich natürliche Knochenzellen ansiedeln und den verloren gegangenen Kieferknochen wieder aufbauen. Gelingt der Eingriff, ist der Knochen anschließend so gut wie neu und bietet jedem Implantat ausreichend Halt. Gerade wenn der Verlust des Zahns schon länger zurückliegt, hat sich der Kieferknochen für einen direkten Implantateinsatz oft schon zu weit zurückgezogen. In diesem Fall kann der Knochenwiederaufbau sinnvoll sein. Ist der Zahn- und Knochenverlust allerdings auf eine Entzündung des Zahnhalteapparats (Parodontitis) zurückzuführen, muss vor jeder implantologischen Überlegung die Entzündung wirklich ausgeheilt sein.

Ein großer Vorteil der Versorgung einer einzelnen Zahnlücke mit einem Implantat ist, dass dabei die gesunde Zahnsubstanz der Nachbarzähne voll erhalten bleibt. Zur Versorgung mit einer Brücke müssen diese bekanntlich zum Teil abgeschliffen werden.

Auch Implantate wollen gepflegt sein

Unbestritten sind der Tragekomfort und die Ästhetik bei implantatgetragenen Prothesen besser als bei herkömmlichen Lösungen. Allerdings erfordern sie nicht weniger Pflege. Wird die Mundhygiene vernachlässigt, können Entzündungen entstehen. Der entzündliche Prozess kann entlang dem Implantatpfeiler schneller in die Tiefe bis zum Knochen eindringen als ohne Implantat. Wird die Entzündung nicht rechtzeitig bekämpft, kann es zur Schädigung des Knochens kommen und damit zum Verlust des Implantats. Findet dieses in dem angegriffenen Knochen keinen ausreichenden Halt mehr, muss es in einem operativen Eingriff entfernt werden.

Die Implantatstelle muss also lebenslang gründlich gereinigt werden. Jeder kann mit einer guten Mundhygiene (siehe dazu Seite 12ff.) die Langlebigkeit seines Implantats unterstützen. Deshalb kann man es nicht oft genug wiederholen: Die schönsten Zähne (und Implantate) sind die gesunden, gründlich gepflegten!

Vor allem bei Jugendlichen, die einen Zahn verloren haben – beispielsweise aufgrund von Sportunfällen –, wäre es besonders schade, für eine konventionelle Brücke gesunde Zähne zu »opfern«. Deshalb sollte man bei Jugendlichen auf jeden Fall eine Implantation erwägen.

Behandlungsplanung

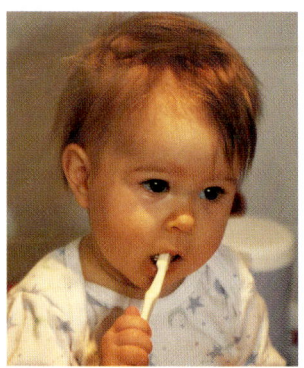

Früh übt sich – wer später nicht so oft beim Zahnarzt sitzen will.

Seriöse ästhetische Zahnmedizin beschränkt sich nicht auf die Schaffung oder Aufrechterhaltung des schönen Scheins. Grundlage jeder Schönheit muss die Gesundheit sein. Eine gute zahnärztliche Praxis wird niemals die Möglichkeiten der ästhetischen Zahnmedizin für sich allein anbieten, sondern immer nur in Kombination mit einem präventiv-zahnmedizinischen Konzept.

Für die notwendigen Füllungen sollte nur das bestmögliche Material verwendet werden. Dies ist wichtig, damit alle folgenden Maßnahmen von möglichst dauerhaftem Bestand sind. Deshalb muss auch vor einer teuren Restauration abgeklärt und sichergestellt werden, dass der Patient regelmäßig zu einer betreuenden Nachuntersuchung (Recall) kommen wird.

Ziel der Präventivmaßnahmen ist immer auch, dass den restaurativen Maßnahmen so wenig gesunde Zahnsubstanz wie möglich geopfert werden muss. Die häufigsten Präventionsrestaurationen in der Altersgruppe zwischen 20 und 50 Jahren sind Erneuerungen vorhandener Füllungen und Kronen.

Für manche Patienten ist die direkte visuelle Konfrontation mit ihren Zahndefekten sehr wichtig; ebenso die Möglichkeit, das angestrebte Endergebnis bildlich erfassen zu können.

Wichtig – das Foto davor

Die Fotografie ist in der modernen Zahnarztpraxis schon fast ebenso wichtig wie die Röntgenaufnahme. Sie dient der Dokumentation, aber auch der Qualitätskontrolle, Besprechung und Definition des Behandlungsziels. Mit modernen digitalen Kamerasystemen kann dem Patienten der Gesundheitszustand seines Mundes sofort auf dem Bildschirm demonstriert und erklärt werden. Und via Computeranimation lässt sich das Behandlungsergebnis in kürzester Zeit auch optisch darstellen und ausdrucken. Der Patient sieht also von Anfang an, wie seine Zähne und sein Lächeln einmal aussehen werden, und kann im Dialog mit dem Zahnarzt seine individuellen Vorstellungen verwirklichen.

Die vier Phasen
der ästhetischen Behandlung

Erste Phase – vor Behandlungsbeginn

▶ Sie besprechen Wünsche und Zielvorstellungen mit dem Zahnarzt.

▶ Dieser berät Sie und demonstriert anhand von Fotos, Videos etc., was in Ihrem individuellen Fall erreicht werden kann.

▶ Wichtig: Bei diesem Gespräch wird auch auf allgemein gesundheitliche Risiken wie Diabetes mellitus (Zuckerkrankheit), Herz- und Bluterkrankungen eingegangen.

▶ Zusammen mit Ihrem Hausarzt werden eventuell flankierende Maßnahmen, z. B. eine abschirmende Antibiotikatherapie, eingeleitet.

Zweite Phase – Hygienevoraussetzungen

▶ Die ausgeübte Mundhygiene wird begutachtet. Gegebenenfalls erhalten Sie Instruktionen für eine verbesserte Mundhygiene.

▶ Röntgenaufnahmen werden gemacht.

Der Zahnarzt Ihrer Wahl sollte sich nicht allein auf die Zähne beschränken. Bestimmte chronische Erkrankungen beeinflussen auch die Zahngesundheit. Das sollte aufgeklärt werden. Umgekehrt können chronisch kranke Zähne Krankheiten verursachen.

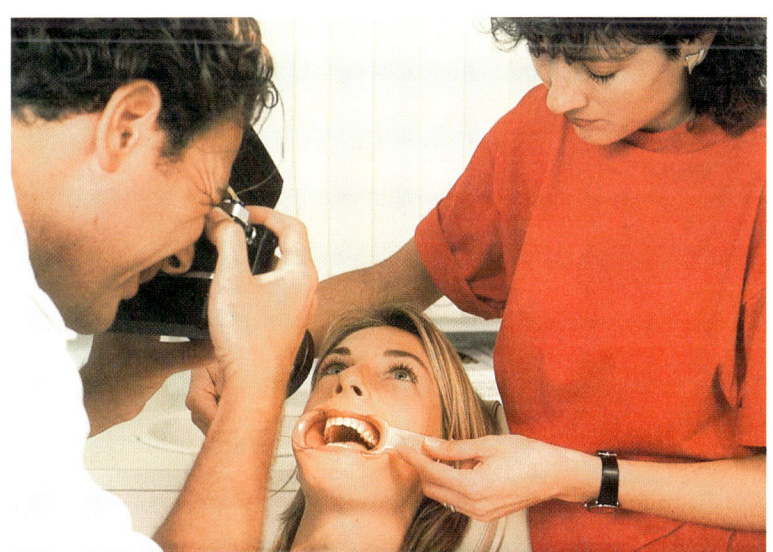

Aufnahme der Frontzähne: Fotos in der Zahnarztpraxis dokumentieren den Zustand der Zähne und erleichtern die Kommunikation mit dem Patienten (und auch mit dem Zahnlabor).

▶ Zahnoberflächen und Zahnhälse werden professionell gereinigt, Zahnstein wird entfernt, Karies behandelt. Gegebenenfalls werden hoffnungslos zerstörte Zähne entfernt, und die Abheilphase wird mit Schienung und provisorischem Zahnersatz überbrückt.

▶ Beim nächsten Termin prüft der Zahnarzt oder die Mundhygienikerin die Neubildung von Plaque und damit die Umsetzung der Mundhygieneinstruktionen. Das ist keine besserwisserische Kontrolle, sondern dient lediglich Ihrer Unterstützung. Die gute Beherrschung der Mundhygiene ist das A und O für die Erhaltung der geplanten Restauration. Die Mitarbeit des Patienten ist die wichtigste Grundlage für den Erfolg.

Es ist das erklärte Ziel dieser zweiten Phase, eine dauerhaft saubere Mundhöhle als gesunde Basis für die eigentliche Korrektur zu schaffen. Jede Restauration, die in einer kranken, nicht gereinigten Mundhöhle vorgenommen wird, programmiert letztlich neue Defekte. Methoden und Techniken der präventiven Zahnmedizin und der parodontalen Vorbehandlung schaffen die Grundvoraussetzungen für eine Restauration und einen gesunden Gesamtzustand, der ein Leben lang hält.

> Imagingverfahren nennt man die Methoden, die dem Patienten vor Augen führen, wie die Ergebnisse von Zahnkorrekturen aussehen können.

Dritte Phase – die Korrektur bzw. Restauration

▶ Die Bildung bakterieller Ablagerungen (Plaque) wird regelmäßig kontrolliert und gegebenenfalls behandelt.

▶ Bei einer kieferorthopädischen Vorbehandlung wird u. a. sichergestellt, dass Ober- und Unterkiefer korrekt aufeinander beißen. Außerdem wird eine instrumentelle Funktionsanalyse erstellt.

▶ Wenn erforderlich, werden Korrekturen des Zahnfleischs vorgenommen (Parodontalchirurgie). Dies bedeutet: Gesundes Zahnfleisch bedeckt nach erfolgreicher Behandlung die Zahnhälse, lässt aber die Zahnkrone in ihrer vollen Größe frei.

▶ Es folgen die eigentlichen restaurativen Maßnahmen, etwa Überkronung, Bonding, Veneers, Prothetik oder Implantat.

▶ In den nächsten Wochen wird der Erfolg der therapeutischen Maßnahmen überprüft.

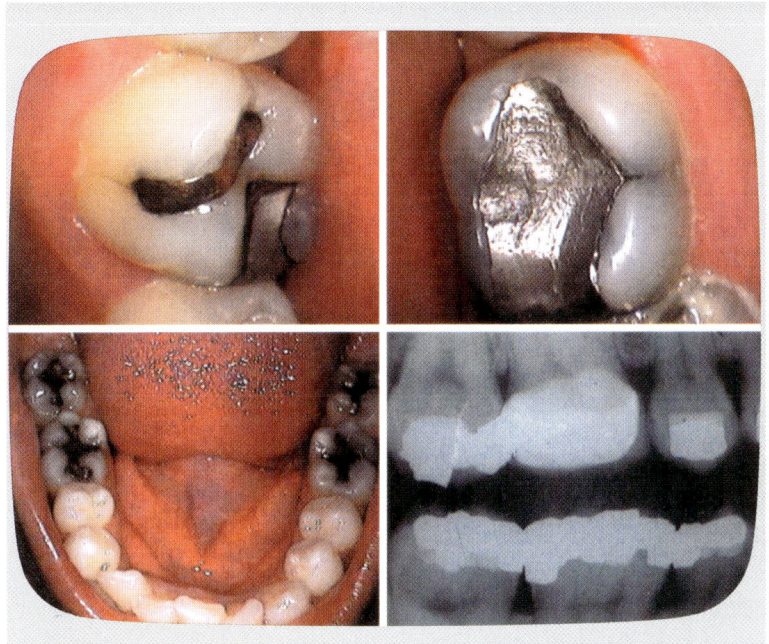

Vierte Phase – die Betreuung

▶ In dieser Phase entscheidet sich, ob die Restauration von Dauer sein wird. Die regelmäßigen Kontrolluntersuchungen unterstützen dieses Ziel.

▶ In regelmäßigem drei- bis sechsmonatigen Abstand erfolgt die professionelle Zahnreinigung.

▶ Bei der Einhaltung der regelmäßigen Termine kann man sich durch die Praxis unterstützen lassen. Im so genannten Recallsystem werden Sie von Ihrer Zahnarztpraxis schriftlich oder telefonisch an den nächsten fälligen Termin erinnert. Dieser Service hilft bei der Erhaltung des Behandlungserfolgs und verhindert, dass Ihre Zahngesundheit dem Vergessen zum Opfer fällt.

▶ Es ist in dieser Phase von entscheidender Bedeutung, dass Sie die Mundhygiene ernst nehmen und entsprechenden Anweisungen der Mundhygienikerin folgen.

Gerade in Zahnarztpraxen wird großer Wert auf Servicefunktionen gelegt. Das Bestellsystem der meisten Praxen ermöglicht es, dass die Patienten nicht mehr stundenlang im Wartezimmer sitzen.

Der beste Zahnarzt …

Die besten Erfolge sowohl in der Gesunderhaltung als auch in der Wiederherstellung haben Patient und Zahnarzt, wenn sie ein Team sind. Jeder muss seinen Teil dazu beitragen.

Wer sucht, der findet

Wer nicht schon bei dem Zahnarzt seines Vertrauens in Behandlung ist, hat verschiedene Möglichkeiten, ihn oder sie zu finden. Immer mehr Zahnarztpraxen präsentieren sich und ihr Leistungsspektrum im Internet. Über eine der Suchmaschinen oder die Seiten von Vereinigungen und Verbänden gelangt man zu den Zahnärzten seiner Region. Je nachdem, welches Problem im Vordergrund steht, wählt man die entsprechende Praxis aus. Man kann auch ruhig am Telefon fragen, ob die Praxis Erfahrung mit z. B. zahnfarbenen Füllungen hat.

Zahnärzte, die sich insbesondere mit ästhetischer Zahnmedizin befassen, findet man z. B. unter der Internetadresse »www.smilecare.de«. Beim smilecare e. V. (Mariannenstraße 5, 80538 München, Fax 0 89 / 22 22 68) kann man per Fax oder per Post entsprechende Zahnärzte abfragen.

Kriterien für das erste Mal

Ist man zum ersten Mal in einer Praxis, gibt es einige Kriterien für einen guten Zahnarzt, die man bei der ersten Sitzung checken kann.

▶ Wie bei jedem, der unsere Gesundheit betreut, ist das persönliche Vertrauen wichtig. Ein guter Zahnarzt nimmt das ernst. Er spricht mit seinem Patienten. Das tut er aber nicht in dem Moment, wenn der Patient mit angstgeweiteten Augen und geöffnetem Mund auf dem Behandlungsstuhl sitzt. Im Optimalfall hat er ein Besprechungszimmer, wo sich beide in gleichwertiger Position gegenübersitzen. Der Zahnarzt stellt Vor- und Nachteile jeder Behandlungsalternative dar und bespricht mit dem Patienten, welche Lösung für ihn infrage kommt.

▶ Der gute Zahnarzt hakt nicht nur die Zähne ab, bohrt die gefundenen Löcher aus und füllt sie. Er nimmt sich für die Untersuchung der gesamten Mundhöhle Zeit. Gerade auf der Suche nach dem Zahnfeind Nummer eins, der Parodontitis, ist er besonders gründlich. Dabei erklärt er dem Patienten stets, was er macht, und diktiert nicht nur der beisitzenden Helferin im Stenogrammstil »26 distal-palatinal kariös«.

▶ Ein gutes Zeichen, gerade für die zahnerhaltende und parodontologische Erfahrung, ist die Anwesenheit einer Mundhygienikerin in der Praxis. Diese speziell ausgebildete Zahnarzthelferin beschäftigt sich tagtäglich nur mit der professionellen Zahnreinigung und der Früherkennung von Zahn- und Zahnfleischerkrankungen. Sie ist die Expertin für die Gesunderhaltung der Mundhöhle. Ihr Spezialgebiet ist auch die Zahnreinigung zu Hause. Mit ihr kann man alle Fragen des Zähneputzens besprechen, vom richtigen Gebrauch der Zahnseide bis hin zur Risikoabschätzung bei Karieserkrankung.

▶ Die gute Zahnarztpraxis bietet ihren Patienten ein Recall an, d. h., die Patienten werden rechtzeitig telefonisch oder schriftlich an den nächsten fälligen Termin für Kontrolle und Mundhygiene erinnert. Sind diese Kriterien gar nicht oder nur zum geringeren Teil erfüllt, sollte man besser eine andere Zahnarztpraxis aufsuchen.

… für den besten Patienten

Wie gesagt, das erfolgreiche Team besteht aus Zahnarzt und Patient. Die Mitarbeit des Patienten ist bei der Zahnerhaltung unerlässlich. Sucht er seinen Zahnarzt erst dann auf, wenn der Schmerz ihn dazu zwingt, kann der Zahnarzt »nur« den angerichteten Schaden so gut wie möglich wieder reparieren. Für beide Parteien befriedigender ist, wenn es gar nicht erst so weit kommt. Der Beitrag des Patienten ist:

▶ Regelmäßig und gründlich die Zähne nach den Richtlinien zu reinigen, die Zahnarzt oder Mundhygienikerin erklärt hat

▶ Regelmäßig zur Kontrolle und professionellen Mundhygiene in die Zahnarztpraxis zu kommen

Die Unterstützung durch ein Recallsystem, mit dem ihn die Praxis an den nächsten fälligen Termin erinnert, sollte er annehmen. Die regelmäßige Kontrolle und professionelle Mundhygiene sind das A und O für die Gesunderhaltung der gesamten Mundhöhle. Und diesen Erfolg feiert das Praxisteam viel lieber mit seinem Patienten, als dass es sozusagen als »Feuerwehr« jedes Jahr ein neues Loch stopfen oder eine neue Prothese einsetzen muss.

Der Sinn des Recallsystems ist nicht, den Patienten möglichst häufig in die Zahnarztpraxis zu locken – wie manche Leute meinen mögen –, sondern es geht darum, dass die Zahngesundheit nicht dem Vergessen zum Opfer fällt.

Glossar: Zahnchinesisch – Deutsch

Das Milchgebiss besitzt 20 Zähne, während das so genannte bleibende Gebiss 32 Zähne zählt – ohne Weisheitszähne gerechnet. Diese Zähne sind durchnummeriert.

abrasiv	Zahnsubstanz abtragend
adhäsiv	»Zahnklebstoff«
Alveole	Knochenfach, in dem die Zahnwurzeln liegen
approximal	dem Nachbarzahn zugewandte Fläche des Zahns
atrophiert	abgebaut
Bleaching	Bleichen mit Hilfe von chemischen Bleichmitteln
Bonding	spezielle Zahnklebetechnik
Bruxieren (Bruxismus)	Knirschen mit den Zähnen; häufig stressbedingtes Symptom
Canini	Eckzähne
Dentin	Zahnbein
Diastema	zu großer Abstand zwischen zwei Zähnen (oft zwei Frontzähnen)
devital	abgestorben
Extraktion	Entfernung eines Zahns
Gingiva	Zahnfleisch
Gingivarezession	Rückgang des Zahnfleischs
Gingivitis	Zahnfleischentzündung
Gummysmile	amerikanisch für: zu viel sichtbares Zahnfleisch beim Lächeln
Inlay	außerhalb des Mundes hergestellte Zahnfüllung
interdental	zwischen den Zähnen
Inzisivi	Schneidezähne
Karies	»Zahnfäule«; Infektionskrankheit der Zähne, bei der die Bakterien bzw. ihre säurehaltigen Ausscheidungen den Zahnschmelz und das darunter liegende Zahnbein zerstören
Kofferdam	Gummimantel, der zum Schutz über das Zahnfleisch gespannt wird

Konkrement	verkalkte, fest haftende Ablagerung an der Zahnwurzel
Kontraindikation	Umstand, der die Anwendung eines Medikaments oder einer Behandlung verbietet
lingual	der Zunge zugewandt
molar	Backenzahn, Mahlzahn
Mukosa	Schleimhaut
Mundhygienikerin	speziell weitergebildete Zahnarzthelferin, die selbstständig prophylaktische Zahnbehandlungen durchführen darf
Okklusion	Verzahnung, Ineinanderbeißen der Zahnreihen
Onlay	außerhalb des Mundes hergestellte aufliegende Füllung der Kaufläche eines Zahns
oral	im Mund, den Mund betreffend
palatinal	dem Gaumen zugewandt
Parodont(ium)	Zahnhalteapparat
Parodontitis	infektiöse Entzündung mit nachfolgender Zerstörung des Zahnhalteapparats
Plaque	Zahnbelag
Prämolar	kleiner Backenzahn
Prophylaxe	Vorbeugung
Pulpa	Zahnmark, »Nerv«
Recall	Vor- und Nachsorgesystem von Kontrolluntersuchungen
Restauration	Zahnersatz im weitesten Sinn (sowohl Füllung als auch Inlay oder Krone)
Sulkus	Zahnfleischfurche um den Zahn herum
Veneer	dünne Schale zum Aufkleben auf die Zahnoberfläche
Wax-up	Gips-Wachs-Modell
White-Spot-Läsionen	weißfleckige Verfärbungen im Zahnschmelz
Zahnstein	verhärteter Zahnbelag, der nur mit zahnärztlichen Instrumenten abgetragen werden kann

---

Das Gebiss wird medizinisch zu den Verdauungsorganen gezählt, da seine wichtigste Aufgabe das Zerkleinern der Nahrung ist. Die Frontzähne zerschneiden die Nahrung, die vorderen Backenzähne zerkleinern sie, und die großen Backenzähne zermahlen sie – daher der Name »Mahlzähne«.

Impressum

© 2000 Südwest Verlag, München, in der Econ Ullstein List Verlag GmbH & Co. KG, München

Redaktion:
Dr. Elfi Ledig

Redaktionsleitung und medizinische Fachberatung:
Dr. med. Christiane Lentz

Bildredaktion:
Gabi Feld

Produktion:
Manfred Metzger (Leitung);
Annette Aatz;
Dr. Erika Weigele-Ismael

Umschlag:
Heinz Kraxenberger,
München;
Till Eiden

Layout/Satz:
Mihrye Yücel

Druck:
Peschke Druck, München

Bindung:
R. Oldenbourg, München

Printed in Germany

Gedruckt auf chlor- und säurearmem Papier

ISBN 3-517-06151-4

Über den Autor

Dr. med. dent. Josef Schmidseder ist praktizierender Zahnarzt in München mit den Spezialgebieten restaurative Zahnmedizin, Parodontologie und ästhetische Zahnmedizin. Als Herausgeber des Phillip Verlags und des »Europäischen Journals Ästhetische Zahnmedizin – Parodontologie – Implantologie« leitet er u. a. zahlreiche Fortbildungsseminare für Zahnärzte in Europa. Ebenso ist Dr. Schmidseder Gründungsmitglied des smilecare e.V. (www.smilecare.de), eines Vereins, der es sich primär zur Aufgabe gemacht hat, die Aufklärung zum Thema »orale Gesundheit« zu fördern.

Literatur

Schmidseder, Dr. Josef: Ästhetische Zahnmedizin (= Farbatlanten der Zahnmedizin 15, hrsg. von Klaus H. Rateischak und Herbert F. Wolf). Georg Thieme Verlag. Stuttgart 1998

Danksagung

Für die Ausarbeitung sowie die fachliche und inhaltliche Unterstützung danke ich Jens Maasberg, Petra Münzel-Kaiser und Elke Sollner.

Information

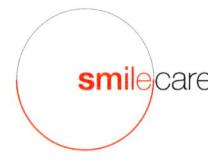

smilecare e.V. ist ein Verein, dessen Mitglieder sich speziell mit ästhetischer Zahnmedizin und schönen Zähnen beschäftigen. Der smilecare e.V. stellt Ihnen gern eine Liste der Mitglieder sowie der zukünftig entstehenden smilecare-Zentren zur Verfügung. Bitte wenden Sie sich für diesen Informationsservice an:

smilecare e.V., Mariannenstraße 5, D-80538 München
Tel.: +49 (0) 89 / 29 54 19, Fax: +49 (0) 89 / 22 22 68

Hinweis

Das vorliegende Buch ist sorgfältig erarbeitet worden. Dennoch erfolgen alle Angaben ohne Gewähr. Weder Autor noch Verlag können für eventuelle Nachteile oder Schäden, die aus den im Buch gemachten Hinweisen resultieren, eine Haftung übernehmen.

Bildnachweis

Alle Bilder stammen vom Georg Thieme Verlag, Stuttgart, außer: AKG, Berlin: 7; Aktion Zahnfreundlich e.V., Düsseldorf: 3 re.; Arteria, Kassel: 29; ESCOdent, Leopoldshöhe: 2 mi.; Elmex - Fotoarchiv, Frankfurt/M.: 15, 27, 32; Fotoarchiv, Essen: 5, 6 (Henning Christoph), 67 (Bernhard Nimtsch), 86 (Venturi); Tony Stone, München: Titel (Jerome Tisne), 74 (Roger Ellis); Südwest Verlag, München: U4 (K. Vey), 9 (SW-Archiv)

Register